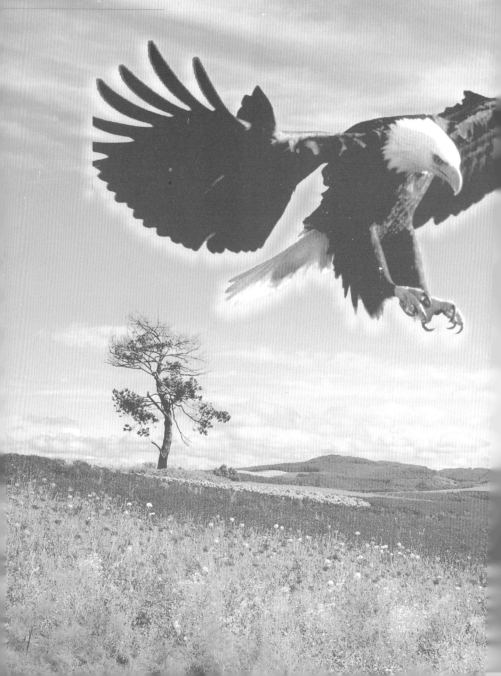

大展好書　好書大展
品嘗好書　冠群可期

大展好書　好書大展

品嘗好書　冠群可期

健康絕招 6

國醫大師 圖說

拔 罐

李業甫　主編

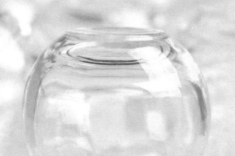

品冠文化出版社

編委會

序 言

　　隨著時代的變遷，從古代用角法治療外科病到現代運用拔罐療法治療內科、外科、婦科、兒科等多種病症，拔罐療法的發展並沒有停滯不前，其所帶來的治療效果不言而喻。

　　拔罐療法由角法發展而來，因其傳統性必然存在優勢與劣勢。由於刮痧、針灸等刺激使患者痛楚難忍且又費時，而拔罐療法既可減輕患者疼痛，又可節省時間，因而更容易被患者所接受。不僅如此，拔罐療法的簡便易學、工具簡單、適應證廣泛、效果顯著、安全可靠、經濟實惠的特點，得到了廣大群眾的認可。

　　然而人們僅了解拔罐的優勢，對於如何運用拔罐療法來治療病症卻是一愁莫展。本書從拔罐的基礎、拔罐保健、拔罐治療三個方面出發，在拔罐的基礎部分介紹了拔罐的歷史與發展、拔罐的原理、拔罐的手法、拔罐與經絡的關係，再進一步介紹如何運用拔罐來進行保健，最後拔罐治療病症部分詳細介紹了近百種日常病症的拔罐治療方法。

　　本書邀請了國醫大師李業甫對書中拔罐保健法中的選穴和病症拔罐治療中的隨證加穴進行了點評與解析，讓讀者朋友們在選穴進行拔罐的時候不再困惑。本書採用易讀易懂易學的圖解模式配合國醫名師的解析，使讀者可以將文字與圖片對照閱讀，增強閱讀的深刻性與豐富性。

由於受到篇幅的限制，書中對於運用拔罐療法來治療各種疾病不能一一詳述，但我們仍希望讀者朋友在閱讀本書後能收穫一些拔罐療法的知識，或對拔罐療法有新的認識，從而對拔罐療法產生興趣，乃至對中醫養生、中醫療法產生興趣，抑或透過學習到的拔罐療法來緩解自身病痛，享受健康生活。此外，由於編者的閱歷有限，書中難免存在不足或紕漏，歡迎讀者朋友們指正，我們將虛心接受並改正。

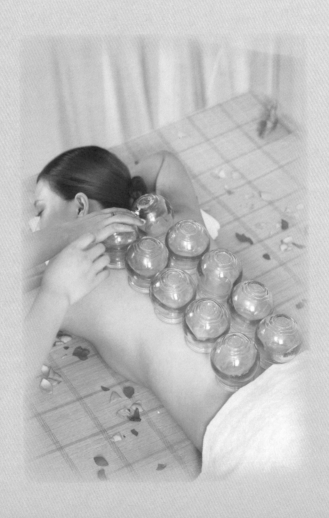

目　錄

第一章

拔罐
保健療法基礎知識，
　　健康多一份保障

　　拔罐作為歷史悠久的中醫療法之一，其獨特而又操作簡便的治療方式深受許多中醫愛好者及養生人士的喜愛。本章介紹拔罐的一些基礎知識，如拔罐的簡史、拔罐的中醫理論原理、拔罐的現代醫學原理及拔罐的常用手法、注意事項等。學習了拔罐的基礎知識，在拔罐過程中可以遊刃有餘，波瀾不驚，以達到更佳的醫療效果。

了解拔罐療法的歷史與發展

拔罐療法，又稱「火罐氣」「吸筒療法」等，是以罐為工具，利用燃燒排除罐內空氣，造成負壓，使罐吸附於施術部位，產生溫熱刺激並造成瘀血現象的一種療法。

西漢（公元前 202 年～公元 9 年）

在湖南長沙馬王堆漢墓中出土的《五十二病方》中，就有以獸角治療疾病的記載。

東晉（317 年～ 420 年）

東晉醫學家葛洪著的《肘後備急方》裏，有關於角法的記載。

唐代（618 年～ 907 年）

唐代太醫署將「角法」單列為一門學科，學制三年，從理論、操作和臨床等方面形成比較完整的醫學體系。

宋代（960 年～ 1276 年）

在宋代醫書《蘇沈良方》中，有用火罐治療久咳的記載。

明代（1368 年～ 1644 年）

由明代醫家陳實功編著的外科專著《外科正宗》中介紹有「煮竹筒法」。

清代（1616 年～ 1911 年）

清代著名醫藥學家趙學敏曾用拔罐療法治療風寒頭痛、風痹、腹痛等症。

清代醫學家吳謙在《醫宗金鑒・外科心法訣要》中記載了拔罐配合中醫、針刺等法治療疾病的方法。

當代

新中國成立後，拔罐療法取得了更大的發展，臨床應用從比較單一的範圍擴展到內科、外科、婦科、兒科、骨科、皮膚科、五官科等諸多分科。不僅如此，拔罐療法還走出國門，受到了世界各國人民的喜愛。比如拔罐療法在法國被稱為「杯術」，在蘇聯被稱為「瘀血療法」。拔罐療法已被越來越多的人所接受，被稱作是 21世紀的「自然療法」。

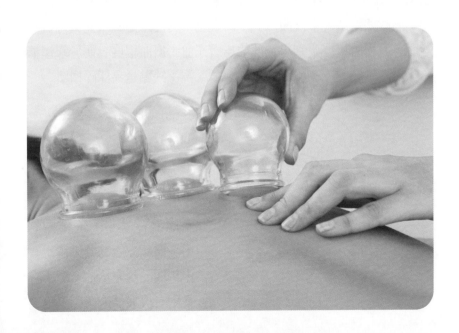

拔罐的常用工具匯總

　　很多人喜歡買來拔罐工具自己在家拔罐，方便隨時保健身體。因此，選擇合適的拔罐工具，是進行拔罐養生保健的重要前提。下面介紹一些常見的拔罐器具及介質，大家可根據自己的實際情況選擇合適的拔罐工具及介質，在家輕鬆達到拔罐健體的目的。

常用罐具種類

玻璃罐

　　玻璃罐是目前家庭最常用的拔罐器具，各大醫藥商店的器械專櫃均有出售。它是由玻璃加工製成，一般分為大、中、小三個型號。形狀如球狀，下端開口，小口大肚。其優點是罐口光滑，質地透明，使用時可觀察到拔罐部位皮膚充血、瘀血程度，便於掌握情況；缺點是易摔碎損壞。

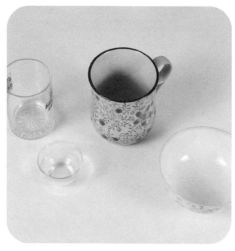

抽氣罐

　　抽氣罐常用青黴素、鏈黴素藥瓶，將瓶底磨掉製成平滑的罐口，瓶口處的橡皮塞應保持完整，留作抽氣用。醫藥商店的器械櫃也有出售成品真空槍抽氣罐，它是由有機玻璃或透明工程塑

料製成，形如吊鐘，上置活塞便於抽氣。其優點是不用點火，不會燙傷，使用安全，可隨意調節罐內負壓，控制吸力，便於觀察等。它是家庭最適用的拔罐工具。

擠氣罐

擠氣罐常見的有組合式和組裝式兩種。組合式是由玻璃喇叭筒的細頭端套一橡皮球囊構成；組裝式是由裝有開關的橡皮囊和橡皮管與玻璃或透明塑料罐連接而成。其優點是不用點火，不會燙傷，使用安全，方法簡便，罐口光滑，便於觀察。

竹　罐

竹罐用毛竹製成，長約 10 公分，罐口直徑分為 5 公分、4 公分、3 公分三種。其優點是取材容易，製作簡便，價格低廉，輕巧，不易摔碎，能吸收藥液；缺點是容易燥裂漏氣，吸附力不大。多用中藥煎煮後做藥罐。

角質罐

用牛角或羊角加工製成。截下牛角或羊角，取其中角質部分，將中間製成空筒，近端截斷處邊緣打磨平滑做罐口。

其優點是吸附力強，易於操作，經久耐用，但不易消毒，而且不透明，不便於觀察罐內情況。

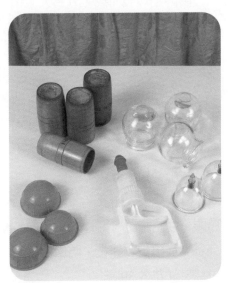

橡膠罐

橡膠罐是用橡膠製成的,有多種形狀和規格。其優點是不易破損,便於攜帶,不必點火,操作簡單,患者可自行治療。

電　罐

電罐是在傳統火罐的基礎上發展而來的一種拔罐工具。其特點是使用安全,不易燙傷,溫度和負壓等可以自行控制。

金屬罐

多以銅、鐵、鋁製成,狀如竹罐。其優點是不易摔碎,消毒便利。

陶　罐

由陶土燒製而成,分為大、中、小三種型號,罐口平滑,中間略粗。其優點是吸力強;缺點是易摔碎,不易觀察皮膚的變化。

煮藥罐

把配製成的藥物裝入袋內,放入水中煮至適當濃度,再將竹罐投入藥汁內煮 10 ～ 15 分鐘。使用時按蒸汽罐法吸附於患處。此法多用於風濕等症。

常用藥物處方如下:

(1)麻黃、蘄艾、羌活、獨活、防風、秦艽、木瓜、川椒、生烏頭、曼陀羅花、劉寄奴、乳香、沒藥各 6 克。

(2)川椒、桂枝、防風、當歸、杜仲、牛膝、麻黃、桑寄生、川烏、紅花各 30 克。

拔罐的輔助工具

燃　料

酒精是拔罐過程中經常用到的燃料。拔罐時，一般要選用75%～95%的酒精，如果身邊沒有酒精，可用度數稍高的白酒代替。

消毒用品

拔罐前要準備一些消毒清潔用品對器具和拔罐部位進行消毒，比如棉籤、酒精及脫脂棉球。此外，拔罐時還可用來燃火、排氣。

潤滑劑

常用的潤滑劑一般包括凡士林、植物油、石蠟油等。還有一些潤滑劑是具有藥用療效的，如紅花油、松節油、按摩乳等，具有活血止痛、消毒殺菌的功效。

針　具

在拔罐治療過程中，有時會用到針罐、刺血罐、抽氣罐等用具，所以操作者還需要備用針具。其中，最常用的是三棱針和皮膚針。

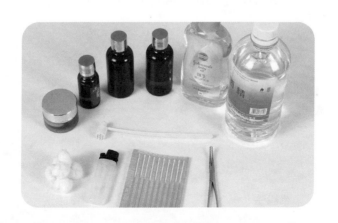

圖解七種常用拔罐手法

單罐法

用於病變範圍較小的病症或壓痛點。可按病變或壓痛的範圍大小，選用適當口徑的火罐。

多罐法

用於病變範圍較廣的病症。可按病變部位的解剖形態，酌量吸拔數個乃至十幾個罐。如某一肌束勞損時可按肌束的位置成行排列吸拔多個火罐。

多罐法又分為密排罐法、疏排罐法和散罐法三種。

密排罐法：罐具多而排列緊密的排罐法。這種方法多用於身體強壯的年輕人，或者病症反應強烈、發病廣泛的患者。

疏排罐法：罐具少而排列稀疏的排罐法。這種方法多用於年老體衰者、兒童，或者病症模糊、耐受能力差的患者。

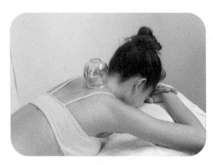

單罐法

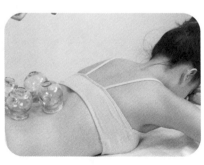

多罐法

　　散罐法：罐具排列零星、分散的排罐法，又稱星罐法。此法主要適用於一人患有多種疾病，或者雖只患有一種疾病，但又具有多種病症的患者。

留罐法

　　留罐法又稱坐罐法，是指將罐吸附在應拔部位後留置一段時間的拔罐方法。此法是臨床最常用的一種撥罐手法。

　　留罐法主要用於以寒邪為主的疾患、臟腑病，如經絡受邪（外邪）、氣血瘀滯、外感表證、麻木、消化不良、神經衰弱、高血壓等病症，用之均有良效。

　　治療實證用瀉法，即用單罐口徑大、吸拔力大的瀉法，或用多罐密排、吸拔力大，吸氣時拔罐、呼氣時起罐的瀉法。

　　治療虛證用補法，即用單罐口徑小、吸拔力小的補法，或用多罐疏排、吸拔力小，呼氣時拔罐、吸氣時起罐的補法。留罐法可與走罐法配合使用，即先走罐，後留罐。

閃罐法

　　閃罐法是臨床常用的一種拔罐手法，一般多用於皮膚不太平整、容易掉罐的部位。

　　具體操作方法是用鑷子或止血鉗夾住蘸有適量酒精的棉球，點

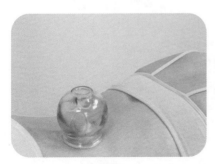

留罐法

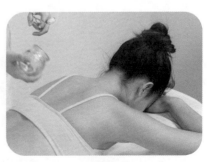

閃罐法

燃後送入罐底，立即抽出，將罐拔於施術部位，然後立即將罐起下，按上法再次吸附於施術部位，如此反覆拔起多次至皮膚潮紅為止。透過反覆地吸、拔，使皮膚反覆地緊、鬆，反覆地充血、不充血、再充血，形成物理刺激，對神經和血管有一定的興奮作用，可增加細胞的通透性，改善局部血液循環及營養供應，適用於治療肌肉萎縮、局部皮膚麻木、酸痛或一些較虛弱的病症。

　　採用閃火法操作時注意罐口應始終向下，棉球應送入罐底，棉球經過罐口時動作要快，避免罐口反覆加熱以致燙傷皮膚，操作者應隨時掌握罐體溫度。

走罐法

　　走罐法一般用於病變部位較大、肌肉豐厚而平整的部位，或者需要在一條或一段經脈上拔罐的情況。走罐法宜選用玻璃罐或陶瓷罐，罐口應平滑。

　　操作前先在將要施術的部位塗上適量的潤滑液，然後用閃火法將罐吸附於皮膚上，循著經絡或需要拔罐的線路來回推罐，至皮膚出現瘀血為止。操作時應注意根據患者的病情和體質調整罐內的負壓，以及走罐的快、慢、輕、重。罐內的負壓不可過大，否則走罐

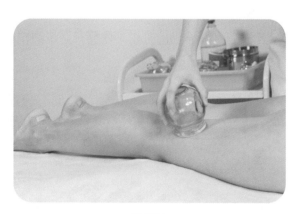

走罐法

時由於疼痛較劇烈，患者將無法接受；推罐時應輕輕推動罐的頸部後邊，用力要均勻。

　　走罐法對不同部位應採用不同的行罐方法：腰背部沿垂直方向上下推拉；胸脅部沿肋骨走向左右平行推拉；肩腹部採用罐具自轉或在應拔部位旋轉移動的方法；四肢部沿長軸方向來回推拉等。

轉罐法

　　轉罐法是先用閃火法將罐吸附於皮膚上，然後手握罐體來回轉動的方法。

　　操作時手法宜輕柔，轉罐宜平穩，防止掉罐。轉動的角度要適中，角度過大患者不能耐受，過小無法達到刺激量。轉罐法對穴位或皮膚能產生更大的牽拉刺激，加強了血液循環，增強了治療效果。注意罐口應平滑，避免轉動時劃傷皮膚。

響罐法

　　響罐法是指在罐具吸定後，稍加推拉或旋轉隨即用力將罐具拔下，發出「啪」的響聲的一種拔罐方法。如此反覆吸拔，重複操作多次，以皮膚潮紅或呈紫紅色為度。

　　此法與閃罐法功效相同，通常用小口徑罐具在局部面積較小的部位施術。

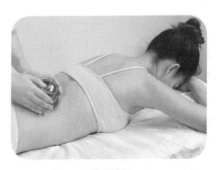

轉罐法

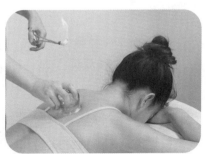

響罐法

拔罐的五種主要功效

　　拔罐是基於經絡學說發展起來的一種中醫傳統療法。拔罐療法已有數千年歷史，由於方便易行，適用於家庭保健，為治未病最佳方法之一，故能廣泛流傳於民間。

　　近年來，隨著醫療實踐的不斷發展，人們對於拔罐的功效也有了更深入的了解。

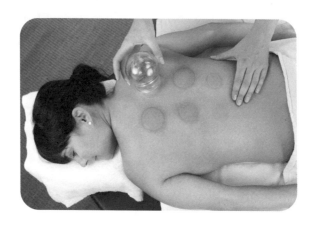

發汗解表

　　透過吸拔作用，使皮膚局部毛細血管充血擴張，疏通經絡，達到祛風除濕、解表散寒、行氣寬中的效果。

消腫止痛

　　拔罐療法由於能祛除病邪，吸拔出有害物質，增強血液量，故可使邪祛而腫消、絡通而痛止，從而達到了「消腫止痛」的目的。

行氣活血

寒則氣凝，瘀則氣滯。氣行則血行，氣滯則血瘀。由於寒、氣、血互為因果，從而容易形成氣滯血瘀的病變。

拔罐的「吸拔」「溫通」可使經絡舒暢、氣血調和，使氣血運行暢通，從而達到行氣活血的目的。

溫經散寒

由於火罐吸附皮膚形成溫熱刺激，由經絡傳導給相應的內臟器官組織，使體內寒邪得以排出體外，從而達到「溫經散寒通絡」的治療效果。

拔毒排膿

拔罐療法產生的負壓吸力很強，治療癰癤、疔瘡等惡血瘀滯、邪毒鬱結等有特效。

拔罐的作用理論

拔罐的作用理論

中醫學認為，拔罐之所以可以袪病強身，總的來說是因為拔罐可以調節人體功能使之正常運行。比如，當人體的臟腑功能低弱時，就加強它們的功能；當人體的臟腑功能過於亢進時，就削弱它們的功能。具體來說，中醫所認為的拔罐療法作用機制的原理主要有以下幾種：

平衡陰陽

中醫學認為，在正常情況下，人體內各種組織處於一種有機協調的狀態下，這種狀態可以稱為陰陽平衡。當這種平衡被打破時，人體就會產生疾病，即通常所說的「陰盛則陽病，陽盛則陰病」。所以，要想不生病，就要協調陰陽，使之重新達到相對平衡的狀態。

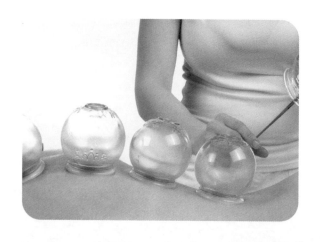

拔罐療法之所以能夠產生療效，正是因為它由吸拔經絡穴位來增強某些臟器的功能，使人體內的陰陽得以重新達到平衡的狀態。

疏通經絡氣血

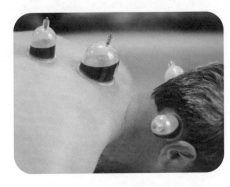

中醫學認為，人體內存在著一個經絡系統，它們縱橫交錯，遍布全身，將人體內外、臟腑等各個組織器官聯繫成一個有機整體，並借以運行周身氣血營養全身。當經絡系統中的某一部分遭到破壞時，整個系統就會受到影響，疾病因此產生。

拔罐療法正是在經絡氣血凝滯或空虛時，透過對經絡穴位的吸拔作用，引導經絡中的氣血輸布，使衰弱的臟腑器官得以亢奮，恢復其功能，從而趕走疾病。

祛濕散寒

拔罐不僅有平衡人體陰陽、疏通經絡氣血的作用，還可以祛風散寒、祛濕除邪。如清代著名醫藥學家趙學敏在其著作《本草綱目拾遺》中指出，不用服藥，只用火罐就可以治療風寒頭痛、風痹、腰痛等疾病。其作用原理是利

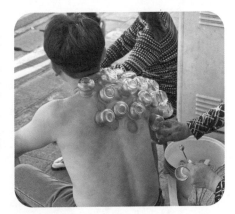

用拔罐的吸力，將充斥在身體表面、經絡穴位甚至是身體組織器官內部的風寒、瘀血、痰濕、膿血、熱毒等外邪吸拔出來。這樣，趕走了外邪，身體自然就會痊癒。

拔罐的現代醫學作用理論

　　現代醫學認為，拔罐療法之所以可以治療疾病，是因為它通過對皮膚表面的吸拔作用，對人體各部分器官產生了一定的刺激作用，從而改善了人體的新陳代謝和免疫能力。

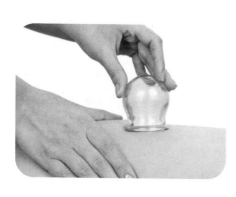

物理刺激作用

　　拔罐時火罐吸拔在皮膚上，這種吸拔力可以使局部皮膚的毛細血管充血、破裂，破壞血管內的紅細胞，使人體出現自身的溶血現象。吸拔力越大，這種溶血現象就越明顯。除此以外，這種吸拔力可以由皮膚感受器、血管感受器等對大腦皮質產生刺激作用，並使之興奮或者抑制。實驗表明，當用輕而緩的手法拔罐時，可使神經受到抑制；當用重而急的手法拔罐時，可使神經得以興奮。因此，拔罐正是由對吸拔力大小的調節和對吸拔部位的選擇而調節整個人體的臟腑功能，並使之趨於平衡。

溫熱刺激作用

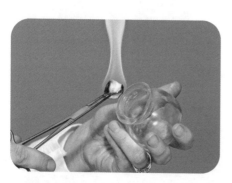

　　在拔罐過程中，火罐中的溫熱刺激可以使局部皮膚的血管擴張，並促進其血液循環，加速新陳代謝，改善局部組織的營養狀態，增強器官組織的活力。這些都對治療疾病有一定的作用和影響。

增強白細胞的吞噬能力

拔罐前後的實驗表明，拔罐可以提高人體白細胞的吞噬能力。拔罐後白細胞略有增加，但增長數量並不明顯，只是其吞噬細胞的功能大大提高了。這一點說明拔罐療法可增強白細胞和網狀內皮細胞的吞噬能力，從而增強人體的抗病能力。

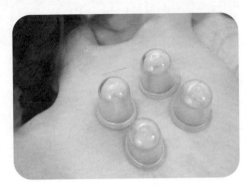

消炎功能

拔罐療法可以引起人體神經體液的調節，可反射性地改變病變部位的血液循環和新陳代謝，促進病變組織的恢復和再生。火罐的吸拔力可使局部血液循環得到改善，迅速帶走炎性滲出物和致痛因子，從而消除疼痛和腫脹。在吸拔火罐以後，局部的白細胞數量可輕微增多並且其吞噬能力也會得到很大提高，因此細菌和病毒會被迅速吞噬，所以會起到消炎的作用。

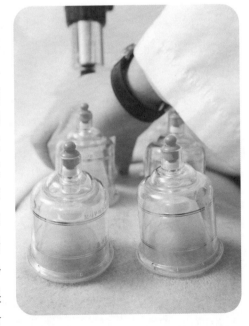

拔罐的適應證和禁忌證

　　拔罐療法從古代發展至今，其治療範圍也從單一地用來治療外科疾病，發展為現在內科、外科、婦科、兒科、皮膚科等疾病均可對症運用。拔罐療法的治療範圍雖廣泛，但仍有其侷限性，有些疾病依然無法運用拔罐療法來治療。因此，當我們在進行拔罐時，要先了解拔罐的適應證和禁忌證。

適應證

1. 內科病症

　　感冒、咳嗽、哮喘、心悸、健忘、胃脘痛、嘔吐、泄瀉、便秘、腹痛、胃下垂、眩暈、脅痛、遺尿、遺精、陽痿、男性不育、風濕、暑濕、秋燥等。

2. 外科病症

　　丹毒、癤病、乳腺炎、脫肛等。

3. 骨科病症

　　落枕、頸椎病、腰椎間盤突出症、腰肌勞損、急性腰扭傷、肩周炎、肱骨外上髁炎、坐骨神經痛、肋軟骨炎、肋間神經痛、類風濕關節炎等。

4. 婦科病症

　　經行先期、經行後期、經行先後無定期、月經過多、閉經、痛經、白帶異常、妊娠嘔吐、產後缺乳、產後腹痛、陰癢、不孕症、產後大便困難等。

5. 兒科病症

小兒發熱、小兒嘔吐、小兒泄瀉、小兒厭食、小兒遺尿、腮腺炎等。

6. 皮膚科病症

帶狀疱疹、斑禿、濕疹、風疹、痤瘡等。

7. 五官科病症

瞼腺炎（麥粒腫）、流淚症、沙眼、目癢、目赤腫痛、目翳、遠視、近視、視神經萎縮、鼻塞、咽喉腫痛、扁桃體炎、口瘡、牙痛、下頜關節紊亂症等。

（禁忌證）

1. 皮膚傳染病、皮膚嚴重過敏或皮膚破損潰爛。

2. 醉酒、過饑、過飽、過渴、過度疲勞。

3. 惡性腫瘤、重度心臟病、心力衰竭、活動性肺結核。

4. 紫癜、血小板減少症、白血病、血友病等凝血功能差、具有出血傾向的疾病。

5. 外傷、骨折、水腫、靜脈曲張、大血管體表投影處。

6. 前後陰、乳頭、肚臍、心臟搏動處、毛髮多的地方。

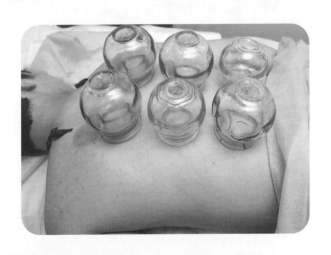

拔罐的注意事項及重要細節

　　無論採用哪種治療方法，在治療的過程中都有需要注意的事項，拔罐療法也不例外。

　　當我們留心拔罐的注意事項並掌握一些重要的小細節時，我們會發現拔罐操作起來更方便，拔罐的作用也能得到最大限度的發揮，從而療效也更佳。

　　1. 拔罐時，室內需保持 20℃以上的溫度，最好在避風向陽處。

　　2. 患者以俯臥位為主，充分暴露施術部位。

　　3. 拔罐時的吸附力過大時，可按擠一側罐口邊緣的皮膚，稍放一點空氣進入罐中。初次拔罐者或年老體弱者，宜用中、小號罐具。

　　4. 拔罐順序應從上到下，罐的型號則應上小下大。

　　5. 病情輕或有感覺障礙者（如下肢麻木者）拔罐時間要短；病情重、病程長、病灶深及疼痛較劇者，拔罐時間可稍長，吸附力稍大。

　　6. 針刺或刺絡拔罐時，若用火力排氣，須待消毒部位酒精完全揮發後方可拔罐，否則易灼傷皮膚。

　　7. 留針拔罐時，要防止肌肉牽拉而造成彎針或折針，發現後要及時起罐，拔出針具。

　　8. 拔罐期間應密切觀察患者的反應，若出現頭暈、噁心、嘔吐、面色蒼白、出冷汗、四肢發涼等症狀，甚至血壓下降、呼吸困難等情況，應及時取下罐具，將患者仰臥平放，墊高頭部，輕者可

給予少量溫開水，重者針刺人中、合谷等穴。必要時應就醫治療。

9. 拔罐時間過長或吸力過大而出現水疱時，可塗龍膽紫，覆蓋紗布固定。如果水疱較大，可用注射器抽出疱內液體，然後用紗布覆蓋固定。

10. 拔罐時間一般以 5 ～ 10 分鐘為宜，根據症狀和病變部位不同可適當延長留罐時間，如顏面部宜吸力小、時間短，背腰臀部吸力要適當大一些，留罐時間長一些，而胸腹部吸力要小一些，留罐時間要短一些。拔罐療法是屬於瀉法，要掌握辨證施法為準。

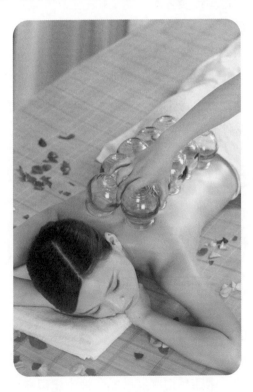

觀罐印曉健康狀況

拔過罐的人都知道，拔罐過後身體上總會留下各種顏色的罐印，有的罐印是紅色的，有的罐印是紫色的，有的罐印上出現水疱。這些不同的罐印代表著什麼呢？

罐印紫黑發暗：

一般表示體內有瘀血，如痛經、心臟供血不足等。若印記數日不退，常表示病程已久，治療時間需稍長一些；若走罐時出現大面積黑紫印記，則提示風寒所犯，應對症處理，祛邪散寒。

罐印發紫並伴有斑塊：

一般表示有寒凝血瘀之證。

罐印為紫色散點，深淺不一：

一般提示為氣滯血瘀。

罐印發青並伴有斑塊：

一般表示疾病以虛證為主，兼有血瘀。若在腎俞處顯現，則表示腎虛；若在脾俞處顯現，則表示脾虛（氣虛血瘀）。病變穴位處常伴有壓痛。

罐印鮮紅而艷：

一般提示陰虛或氣陰兩虛。陰虛火旺或過敏體質屬於風熱證者也可出現此印記。罐印呈現鮮紅散點，通常出現在大面積走罐後，並且不會高出皮膚。如果集中在某穴及其附近，則表示該穴所屬臟腑存在病邪。

吸拔後沒有罐印或者有但起罐後立即消失者：

多表示病邪尚輕。當然，若起罐過早也會無罐印，最好多拔幾次，以確認有無病證。

罐印灰白，觸摸無溫熱感：

多表示為虛寒、濕邪之證。

罐印表面有紋路並且微癢：

表示風邪侵襲、濕證。

罐印出現水疱：

表示體內濕氣過重，若水疱內有血水，提示體內有熱邪濕毒。

拔罐區出現水疱、水腫，顯示體內水濕邪氣過多：

表示患有氣病之證。

罐印深紅、紫黑、丹痧，或者揉按有微痛並且身體發熱者：

表示患有熱毒證；身體無發熱者，表示患有瘀證。

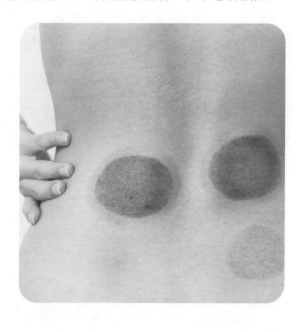

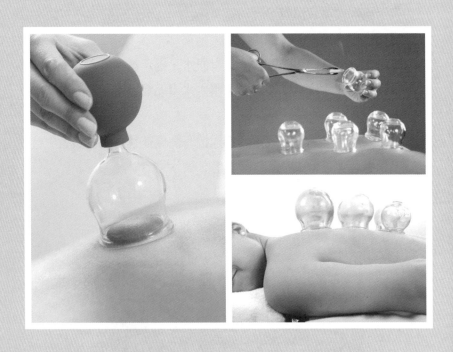

第二章

拔罐
與經絡之間
不得不說的關係

　　拔罐療法是一種基於經絡穴位的中醫療法，因此，掌握一定的經絡穴位知識，對於拔罐來說是很有必要的。本章主要介紹人體的經絡系統組成，分別簡述人體十二經脈的循行及主治，此外還介紹了穴位的知識及取穴技巧等。掌握這些經絡穴位的知識，讓你輕而易舉地就能掌握拔罐療法。

探秘人體的內部網絡——經絡系統

人體的經絡系統由經脈和絡脈組成，包括十二經脈、奇經八脈、十二經筋、十二經別、十二皮部、十五絡脈，以及浮絡、孫絡等。

經絡的作用

聯絡臟腑：人體中的經絡系統是一個縱橫交錯、溝通內外、聯繫上下的整體，它溝通了人體中臟與臟、臟與腑、臟腑與五官之間的聯繫，從而使人體成為一個有機的整體。除此之外，人體中五臟六腑、四肢百骸以及皮肉筋骨等組織，之所以能保持一種相對的平衡，完成正常的生理活動，也是依靠經絡系統的聯絡溝通而完成的。

運行氣血：經絡還是人體氣血運行的通道，氣血只有由經絡系統才能被輸送到周身。氣血是人體生命活動的物質基礎，其作用是濡潤全身臟腑組織器官，使人體完成正常的生理功能。

經絡的應用

表明病理的變化：經絡系統既是聯絡人體內外的通道，又是病邪傳入的途徑。當人體在患有某些疾病時，常會在其經絡循行線上出現明顯的壓痛、結節或條索狀的反應物，這些部位的皮膚色澤、形態、溫度等也都會發生一定的變化。透過對這些變化的觀察，就可以推斷疾病的病理變化。

指導辨證：因為經絡都有固定的循行路線以及所絡屬的臟腑和組織器官，所以根據體表部位發生的病理變化，就可以推斷疾病的經脈和病位所在。

游走於身體的主流——十二經脈

　　十二經脈也被稱為「十二正經」，是人體經絡系統的主體。「內為陰，外為陽」，陰陽理論貫穿於整個中醫理論，經絡系統亦以陰、陽來命名。

　　其分布於肢體內側面的經脈為陰經，分布於肢體外側面的經脈為陽經。一陰一陽衍化為三陰三陽，相互之間具有相對應的表裏相合關係，即肢體內側面的前、中、後，分別稱為太陰、厥陰、少陰；肢體外側面的前、中、後分別稱為陽明、少陽、太陽。

　　臟為陰，腑為陽：

　　內臟「藏精氣而不瀉」者為臟，為陰，「傳化物而不藏」者稱腑，為陽。每一陰經分別隸屬於一臟，每一陽經分別隸屬於一腑，各經都以臟腑命名。

十二經脈的循行走向規律

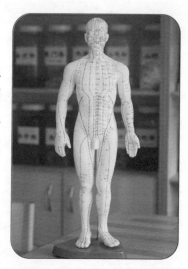

　　十二經脈縱貫全身，它在體表呈左右對稱地分布於頭面、軀幹和四肢。六條陽經分別位於人體四肢的外側和頭面、軀幹部。六條陰經則分別位於人體四肢的內側和胸腹部。

　　十二經脈在四肢的分布規律是：

　　陽經在外側，陽明在前，少陽在中，太陽在後；陰經在內側，太陰在

前，厥陰在中，少陰在後。但足厥陰肝經在足大趾至內踝上 8 寸一段走於足太陰脾經之前，至內踝上 8 寸以上才走到中間。

十二經脈在軀幹部的分布規律是：

足少陰腎經在胸中線旁開 2 寸，腹中線旁開 0.5 寸處；足太陰脾經行於胸中線旁開 6 寸，腹中線旁開 4 寸處；足厥陰肝經循行規律性不強；足陽明胃經分布於胸中線旁開 4 寸，腹中線旁開 2 寸處；足太陽膀胱經行於背部，分別於背正中線旁開 1.5 寸和 3 寸處；足少陽膽經則分布於人體側面。

手三陰經循行的起點是從胸部開始，經腑（上臂內側肌肉）臂走向手指端；手三陽經從手指端循臂指（經穴名）而上行於頭面部；足三陽經，從頭面部下行，經軀幹和下肢而止於足趾間；足三陰經脈，從足趾間上行而止於胸腹部。即「手之三陰，從胸走手；手之三陽，從手走頭；足之三陽，從頭走足；足之三陰，從足走腹。」

十二經脈的交接規律

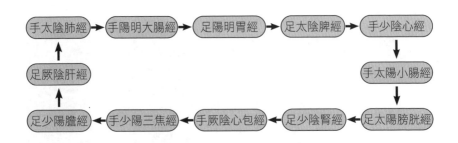

十二經脈的表裏關係

手足三陰、三陽十二經脈，由經別和別絡相互溝通，組成六對「表裏相合」關係，即「足太陽與少陰為表裏，少陽與厥陰為表裏，陽明與太陰為表裏，是足之陰陽也。

手太陽與少陰為表裏，少陽與心主（**手厥陰心包經**）為表裏，陽明與太陰為表裏，是手之陰陽也。」

相為表裏的兩經，分別循行於四肢內外側的相對位置，並在四肢末端交接；又分別絡屬於相為表裏的臟腑，從而構成了臟腑陰陽表裏相合關係。

十二經脈的表裏關係，不僅由於相互表裏的兩經的銜接而加強了聯繫，而且由於相互絡屬於同一臟腑，因而使互為表裏的一臟一腑在生理功能上互相配合，在病理上可相互影響。在治療上，相互表裏的兩經的腧穴經常交叉。

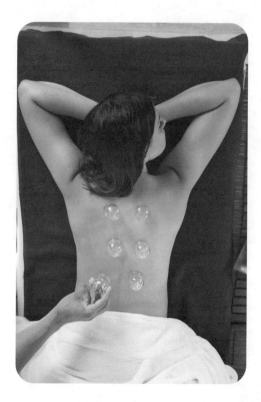

手太陰肺經

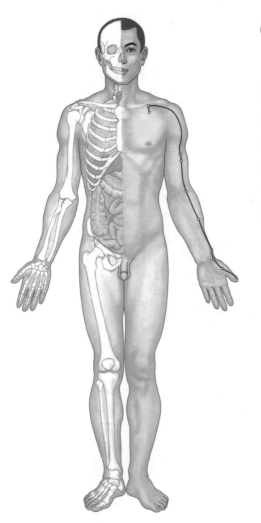

經脈循行

起於中焦，向下聯絡大腸，回繞胃口過膈，屬於肺臟，從肺系（肺與喉嚨相聯繫的部位）橫行出來，沿上臂內側下行，行於手少陰經和手厥陰經的前面，經肘窩入寸口，沿魚際邊緣，出拇指內側端（少商）。手腕後方支脈，從列缺處分出，走向食指內側端，與手陽明大腸經相接。

主治病症

咳嗽、氣喘、氣短、咳血、咽痛、頭痛、項強、外感傷風及循環部位痛麻或活動受限等。

手陽明大腸經

經脈循行

　　起於食指末端（商陽），沿食指內（橈）側向上，由一、二掌骨之間（合谷）向上進入兩筋（拇長伸肌健與拇短伸肌腱）之間的凹陷處，沿前臂前方，並肘部外側，再沿上臂外側前緣，上走肩端（肩髃），沿肩峰前緣向上出於頸椎（大椎），再向下入缺盆（鎖骨上窩）部，聯絡肺臟，通過橫膈，屬於大腸。

　　缺盆部支脈：上走頸部，由面頰，進入下齒齦，回繞至上唇，交叉於人中，左脈向右，右脈向左，分布在鼻孔兩側（迎香），與足陽明胃經相接。

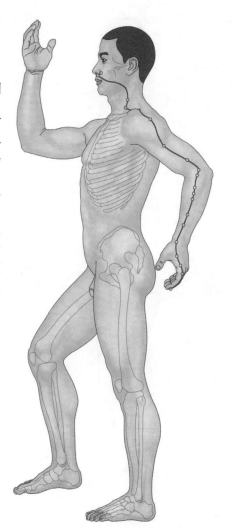

主治病症

　　腹痛、腸鳴、泄瀉、便秘、咽喉腫痛、齒痛等頭面、五官及經脈循行部位的其他病症。

足陽明胃經

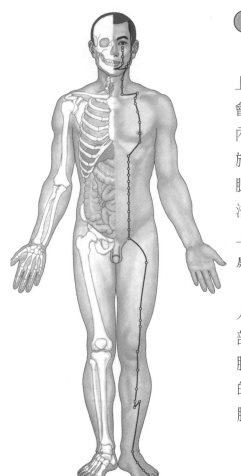

経脈循行

　　起於鼻翼兩側（迎香），上行到鼻根部與足太陽經交會，向下沿鼻外側進入上齒齦內，回出環繞口唇，向下交會於頦唇溝承漿處，再向後沿口腮後下方，出於下頜大迎處，沿下頜角頰車，上行耳前，經上關，沿髮際，到達前額（前庭）。

　　面部支脈：從大迎前下走人迎，沿著喉嚨，進入缺盆部，向下過膈，屬於胃，聯絡脾臟。支脈還包括缺盆部直行的脈、胃下口部支脈、頸部支脈和足跗部支脈。

主治病症

　　腸鳴、腹脹、水腫、胃痛、嘔吐、口渴、咽喉腫痛、鼻衄、胸部及膝髕等本經循行部位疼痛、熱病、發狂等。

足太陰脾經

經脈循行

起於足大趾末端（隱白），沿著大趾內側赤白肉際，經第一蹠趾關節向上行至內踝前，上行腿肚，交出足厥陰經的前面，經膝股部內側前緣，進入腹部，屬脾絡胃，過膈上行，挾咽旁系舌根，散舌下。

胃部支脈：過膈流注於心中，與心經相接。

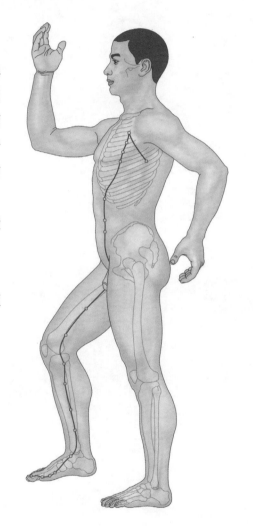

主治病症

胃脘痛、食則嘔、噯氣、腹脹便塘、黃疸、身重無力、舌根強痛、下肢內側腫脹、厥冷等病，婦科，前陰病及經脈循行部位的其他病症。

手少陰心經

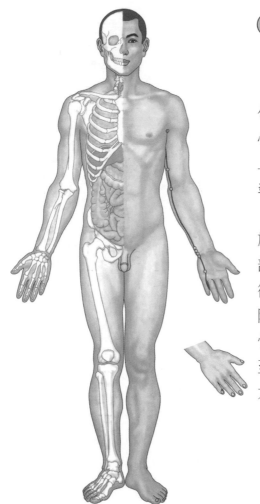

經脈循行

　　起於心中，出屬心系（心與其他臟器相連的部位），過膈，聯絡小腸。心系向上的支脈：挾咽喉上行，連繫於目系（眼球連繫於腦的部位）。

　　心系直行的脈：上行於肺部，再向下出於腋窩部（極泉），沿上臂內側後緣，行於手太陰和手厥陰經的後面，至掌後豌豆骨部入掌內，沿小指內側至末端（少衝），交於手太陽小腸經。

主治病症

　　心痛、咽乾、口渴、目黃、脅痛、上臂內側痛、手心發熱等心、胸、神志病及經脈循行部位的其他病症。

手少陽小腸經

經脈循行

起於手小指外側端（少澤），沿手背外側至腕部，直上沿前臂外側後緣，經尺骨鷹嘴與肱骨內上髁之間，出於肩關節，繞行肩胛部，交於大椎（督脈），向下入缺盆部，聯絡心臟，沿食管過膈達胃，屬於小腸。

缺盆部支脈：沿頸部上達面頰，至目外眥，轉入耳中（聽宮）。

頰部支脈：上行目眶下，抵於鼻旁，至目內眥（睛明），交於足太陽膀胱經。

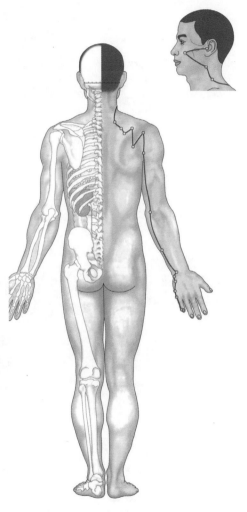

主治病症

少腹痛、腰脊痛引睪丸、耳聾、目黃、頰腫、咽喉腫痛、肩臂外側後緣痛等頭、項、耳、目、喉咽病，熱病，神志病及經脈循行部位的其他病症。

足太陽膀胱經

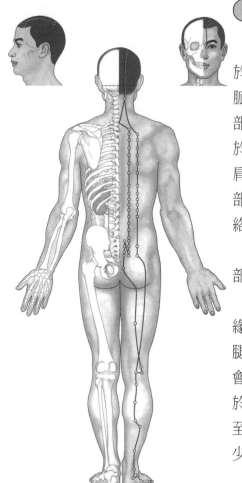

經脈循行

起於目內眥，上額交會於巔頂（百會）。巔頂部支脈：從頭頂到顳顬部。巔頂部直行的脈：從頭頂入裏聯絡於腦，回出分開下行項後，沿肩胛部內側，挾脊柱，到達腰部，從脊旁肌肉進入體腔，聯絡腎臟，屬於膀胱。

腰部支脈：向下通過臀部，進入膕窩內。

後項部支脈：由肩胛骨內緣直下，經過臀部下行，沿大腿後外側與腰部下來的支脈會合於膕窩中。從此向下，出於外踝後，沿第五蹠骨粗隆，至小趾外側端（至陰），與足少陰經相接。

主治病症

小便不通，遺尿，癲狂，瘧疾，目痛，見風流淚，鼻塞多涕，鼻衄，頭痛，項、背、臀部及下肢循行部位痛麻等。

足少陰腎經

經脈循行

　　起於足小趾之下，斜向足心（湧泉）出於舟骨粗隆下，沿內踝後向上行於腿肚內側，經股內後緣，通過脊住（長強）屬於腎臟，聯絡膀胱。

　　腎臟部直行脈：從腎向上通過肝和橫膈，進入肺中，沿著喉嚨，挾於舌根部。

　　肺部支脈：從肺部出來，絡心，流注於胸中，與手厥陰心包經相接。

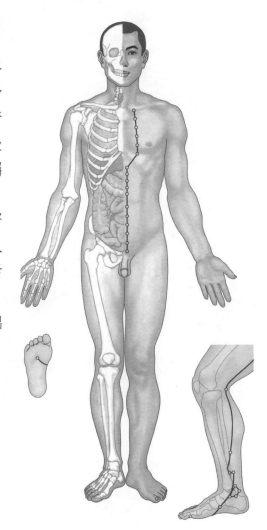

主治病症

　　咳血、氣喘、舌乾、咽喉腫痛、水腫、大便秘結、泄瀉、腰痛、脊股內後側痛，以及痿弱無力、足心熱等症。

手厥陰心包經

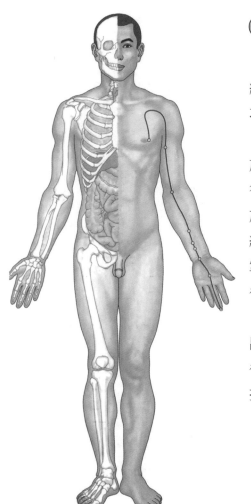

經脈循行

起於胸中，出屬心包絡，向下通膈，從胸至腹依次聯絡上、中、下三焦。

胸部支脈：沿胸中，出於脅肋至腋下（天地），上行至腋窩中，沿上臂內側行於手太陰和手少陰經之間，經肘窩下行於前臂中間進入掌中，沿中指到指端（中衝）。

掌中支脈：從勞宮分出，沿無名指到指端（關衝），與手少陽三焦經相接。

主治病症

心痛、胸悶、心驚、心煩、癲狂、腋腫、肘臂攣痛、掌心發熱等。

手少陽三焦經

經脈循行

起於無名指末端（關衝），上行於第四、五掌骨間，沿腕背出於前臂外側尺橈骨之間，經肘尖沿上臂外側達肩部，交大椎，再向前入缺盆部，分布於胸中，絡心包，過膈，從胸至腹，屬於上、中、下三焦。

胸中支脈：從胸向上出於缺盆部，上走項部，沿耳後直上至額角，再下行經面頰部至目眶下。

耳部支脈：從耳後入耳中，到達耳前，與前脈交叉於面頰部，到目外眥，與足少陽膽經相接。

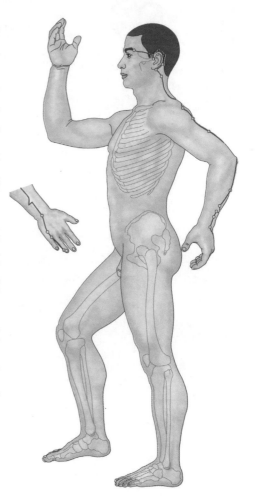

主治病症

腹脹、水腫、遺尿、小便不利、耳聾、咽喉腫痛、目赤腫痛、頰腫、耳後及肩臂肘部外側痛等。

足少陽膽經

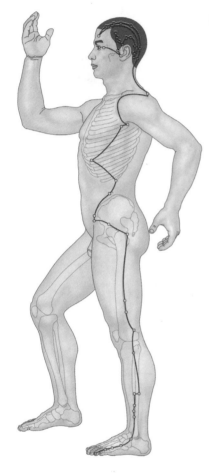

經脈循行

起於目外眥（瞳子髎），向上到額角，返回下行至耳後，沿頸部向後交會大椎穴，再向前入缺盆部入胸過膈，聯絡肝臟，屬膽，沿脅肋部，出於腹股溝，經外陰毛際，橫行入髖關節（環跳）。

耳部支脈：從耳後入耳中，出走耳前，到目外眥處後向下經頰部會合前脈於缺盆部。下行腋部、側胸部，經季肋和前脈會於髖關節後，再向下沿大腿外側，行於足陽明和足太陰經之間，經肺骨前直下到外踝前，進入足第四趾外側端。

足背部支脈：從足臨泣處分出，沿第一、二蹠骨之間，至大趾端（大敦）與足厥陰經相接。

主治病症

口苦、目眩、瘧疾、頭痛、頜痛、目外眥痛，以及缺盆部、腋下、胸脅、股及下肢外側、足外側痛等。

足厥陰肝經

經脈循行

起於足大趾上毫毛部（大敦），經內踝前向上至內踝上 8 寸外處交出於足太陰經之後，上行沿股內側，進入陰毛中，繞陰器，上達小腹，挾胃旁，屬肝絡膽，過膈，分布於脅肋，沿喉嚨後面，向上入鼻咽部，連接於目系（眼球連繫於腦的部位），上出於前額，與督脈會合於巔頂。

目系支脈：下行頰裏、環繞唇內。

肝部支脈：從肝分出，過膈，向上流注於肺，與手太陰肺經相接。

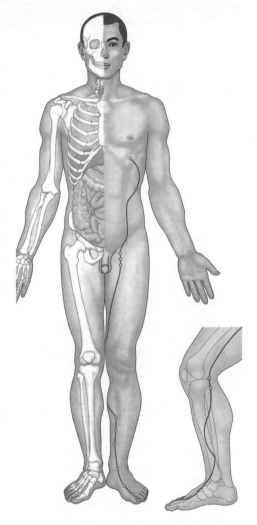

主治病症

腰痛、胸滿、呃逆、遺尿、小便不利、疝氣、少腹腫等肝病，婦科，前陰病及經脈循行部位的其他病症。

奇經八脈與十五絡脈

奇經八脈

奇經八脈是指十二經脈之外的八條經脈，包括任脈、督脈、衝脈、帶脈、陰蹻脈、陽蹻脈、陰維脈、陽維脈。因其異於十二正經，故稱「奇經」。它們既不直屬臟腑，又無表裏配合。其生理功能，主要是對十二經脈的氣血運行起著溢蓄、調節作用。

奇經八脈的生理特點

①奇經八脈與臟腑無直接絡屬關係。

②奇經八脈之間無表裏配合關係。

③奇經八脈的分布不像十二經脈遍及全身，人體的上肢無奇經八脈的分布。奇經八脈的走向也與十二經脈不同，除帶脈外，餘者皆由下而上地循行。

奇經八脈的共同生理功能

加強十二經脈之間的聯繫：

如督脈能總督一身之陽經；任脈聯繫總任一身之陰經；帶脈約束縱行諸脈。二蹻脈主宰一身左右的陰陽；二維脈維絡一身表裏的陰陽。即奇經八脈進一步加強了機體各部分的聯繫。

調節十二經脈的氣血：

十二經脈氣有餘時，則蓄藏於奇經八脈；十二經脈氣血不足時，則由奇經「溢出」及時給予補充。

奇經八脈與肝、腎等臟及女子胞、腦、髓等奇恒之府有十分密切的關係，相互之間在生理、病理上均有一定的聯繫。

十五絡脈

絡脈是自經脈別出的分支，又稱「別絡」，主要有十五絡脈。十五絡脈是由十二經脈和任、督二脈的別絡及脾之大絡所組成的。

在十五絡脈中，十二經脈的絡脈都是從四肢肘、膝以下分出，絡於相互表裏的陰陽兩經之間，從陽走陰或從陰走陽，為十二經在四肢互相傳注的紐帶。

任脈之絡脈分布在腹部，絡於衝脈；督脈之絡脈分布在背部，除別走太陽之外，並能聯絡任脈和足少陰經脈；脾之大絡分布在側身部，能總統陰陽諸絡。這三者在軀幹部發揮其聯絡作用，加強了人體前、後、側的統一聯繫。

掌握腧穴知識，拔罐運籌帷幄

　　如今，拔罐療法已經被越來越多的人所接受，又因為其安全、不用服藥、可以增強抵抗力等優點而被稱作是 21 世紀的「自然療法」，成為現代人首選的自我保健方法。

　　腧穴是拔罐的部位，臨床上要正確運用拔罐治療疾病，就必須掌握好腧穴的定位和歸經等基本知識。腧穴即穴位，「腧」有轉輸的意思。腧穴即人體經絡氣血輸注於體表的部位。

　　穴位治療疾病的關鍵是接受適當的刺激以通其經脈，調其氣血，使陰陽歸於平衡，臟腑趨於調和，從而達到祛除病邪的目的。穴位具有三個治療作用，即近治作用、遠治作用及特殊治療作用，這是運用穴位保健治療的理論基礎。

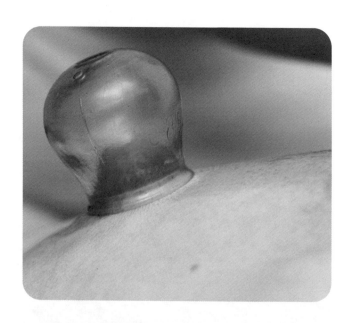

穴位的分類

從總體上來說，腧穴可以分為十四經穴、奇穴和阿是穴三大類。

十四經穴是位於十二經脈和任、督二脈上的腧穴，簡稱「經穴」。十四經穴與經脈的關係密切，它不僅可以反映本經經脈及其所屬臟腑的病症，也可以反映本經經脈所聯繫的其他經脈和臟腑的病症。

奇穴又稱「經外奇穴」，它有固定的穴名，也有明確的位置，但它們卻不歸屬於十四經脈。這些腧穴對某些病症具有特殊的治療作用。

阿是穴又稱壓痛點、不定穴等，其多位於病變部位的周邊。這一類腧穴的特點是既無具體名稱，又無固定位置。

穴位的作用

近治作用——穴位所在，主治所在

穴位的近治作用是指所有的穴位均可治療其所在部位局部及鄰

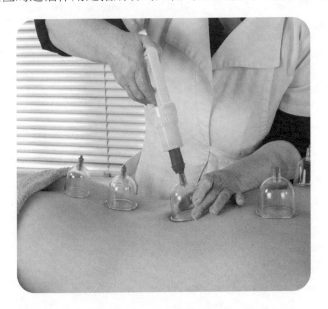

近組織、器官的病症，這是所有穴位主治作用所具有的共同點。

如睛明、承泣、攢竹、瞳子髎等穴位均在眼區及其鄰近部位，所以它們均可治療眼病；中脘、梁門等穴位均在胃脘部，它們均可治療胃脘痛；膝眼、梁丘、陽陵泉等穴位在膝關節及其附近，它們均可治療膝關節疼痛。這些都是穴位用於治療局部體表或鄰近內臟疾患的例子。

遠治作用——經脈所過，主治所及

遠治作用是十四經腧穴主治作用的基本規律。在十四經穴中，尤其是十二經脈在四肢肘膝關節以下的腧穴，不僅能治療局部病症，還可治療本經循行所及的遠端部位的組織、器官、臟腑的病症，有的甚至具有治療全身疾患的作用，即「經脈所過，主治所及」。經穴，顧名思義是經絡之穴，這也指明了經穴主治與經絡之間的關係。經穴的遠治作用與經絡的循行分布密切相關，穴位在遠治作用中除能治療本經病變以外，還能治療相表裏的經脈疾患。

例如，手少陰心經上肘以下的穴位，一般都能預防和治療心血管系統、神經系統、大腦等部位的疾病，而手少陰心經所出現的病候，又同該條經脈上的穴位主治功能基本一致。

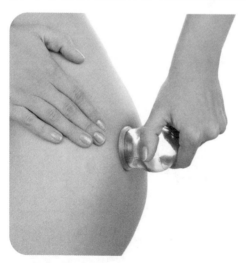

經絡的循環有表裏相合、交區交會、根結、標本等多種聯繫的特性，這種特性也反映在穴位的遠治作用上。如取大椎穴退熱，取三陰交穴治療遺尿。

特殊治療作用

穴位的特殊治療作用主要從穴位的雙重性良性調整作用和相對特異性兩個方面而言。如大椎穴退熱，至陰穴矯正胎位，膽囊穴（奇穴）治療膽絞痛，神門穴安神，少商穴治咽喉腫痛，太淵穴治無脈症，天樞穴治瀉痢、便秘等，均有較好的效果和較高的特異性。刺激某些穴位，對機體的不同狀態，可起到雙向的良性調節作用。如百會穴，在清氣下陷時可以提升清氣，在肝陽上亢時可以平肝潛陽；內關穴可在心動過速時減慢心率，在心動過緩時提高心率；合谷穴在解表時可以發汗，在固表時又能止汗等。

另外，有些穴位是治療某種疾病的特效穴位，如曲池穴是改善皮膚病的重要穴位，人迎穴有顯著的降壓效果，尤其能降低收縮壓。穴位的這一治療特性，使經穴治療具有廣泛的適應性和一定的安全性。

總之，十四經穴的主治作用，歸納起來大體是：本經腧穴可治本經病，表裏經腧穴能互相治療表裏兩經病，鄰近經穴能配合治療局部病。各經主治既有其特殊性，又有其共同性。

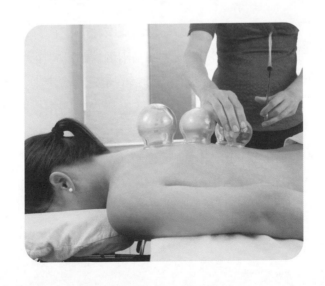

知悉取穴技巧，拔罐得心應手

　　光知悉穴位與拔罐之間的關係還不夠，取穴的正確與否，直接影響拔罐的療效。掌握正確的取穴方法是準確取穴的基礎。

　　常用的取穴方法有手指同身寸定位法、體表標誌法、感知找穴法、骨度分寸定位法。

手指同身寸定位法

　　手指同身寸度量取穴法是指以患者本人的手指為標準度量取穴，是臨床取穴定位常用的方法之一。這裏所說的「寸」，與一般尺制度量單位的「寸」是有區別的，是用被取穴者的手指作尺子測量的。由於人有高矮胖瘦之分，不同的人用手指測量到的一寸也不等長。因此，測量穴位時要用被測量者的手指作為參照物，才能準確地找到穴位。

　　拇指同身寸：拇指指間關節的橫向寬度為 1 寸。

　　中指同身寸：中指中節屈曲，內側兩端紋頭之間作為 1 寸。

　　橫指同身寸：又稱「一夫法」，指的是食指、中指、無名指、小指併攏，以中指近端指間關節橫紋處為準，四指橫向寬度為 3 寸。

　　另外，食指和中指二指指腹橫寬（又稱「二橫指」）為 1.5 寸。食指、中指和無名指三指指腹橫寬（又稱「三橫指」）為 2 寸。

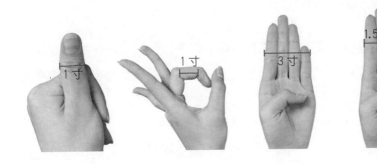

體表標誌定位法

　　體表標誌法是以人體解剖學的各種體表標誌，如以凹陷、突起、縫隙、皺紋等來確定腧穴位置的方法，又稱自然標誌定位法。因其自然體表標誌有固定與活動之別，故又分為固定標誌與活動標誌取穴法。

　　固定標誌：

　　是指參照人體上不受活動影響、固定不移的標誌取穴的方法，如五官、毛髮、指甲、乳頭、臍窩以及骨節突起和凹陷、肌肉隆起等部位。利用這些標誌取穴，準確、迅速、簡便，易於初學者學習。如膻中穴位於兩乳頭中間。

　　活動標誌：

　　是根據做出相應的動作姿勢才會出現的標誌取穴的方法，如皮膚的褶皺、肌肉部凹陷、關節間隙等。利用活動標誌取穴時需要做出相應的動作姿勢才能準確取穴，如張口取耳屏前凹陷處即為聽宮穴。

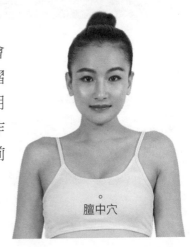

膻中穴

感知找穴法

身體感到異常，用手指壓一壓，捏一捏，摸一摸，如果有痛、硬結、癢等感覺，或和周圍皮膚有溫度差，如發涼發燙，或皮膚出現黑痣、斑點，那麼這個地方就是所要找的穴位。

感覺疼痛的部位，或者按壓時有酸、麻、脹、痛等感覺的部位，可以作為阿是穴治療。阿是穴一般在病變部位附近，也可在距離病變部位較遠的地方。

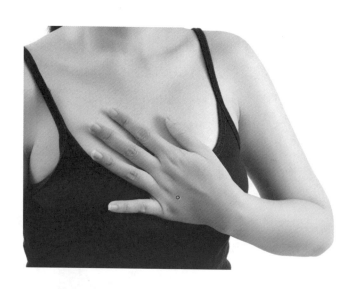

骨度分寸定位法

此法始見於《靈樞・骨度》篇，它是將人體的各個部位分別規定其折算長度，作為量取腧穴的標準。如前後髮際間為 12 寸；兩乳頭間為 8 寸；胸骨體下緣至臍中為 8 寸；耳後兩乳突（完骨）之間為 9 寸；肩胛骨內緣至背正中線為 3 寸；肩峰緣至背正中線為 8 寸；腋前（後）橫紋至肘橫紋為 9 寸；肘橫紋至腕橫紋為 12 寸；股骨大粗隆（大轉子）至膝中為 19 寸；膝中至外踝尖為 16 寸。

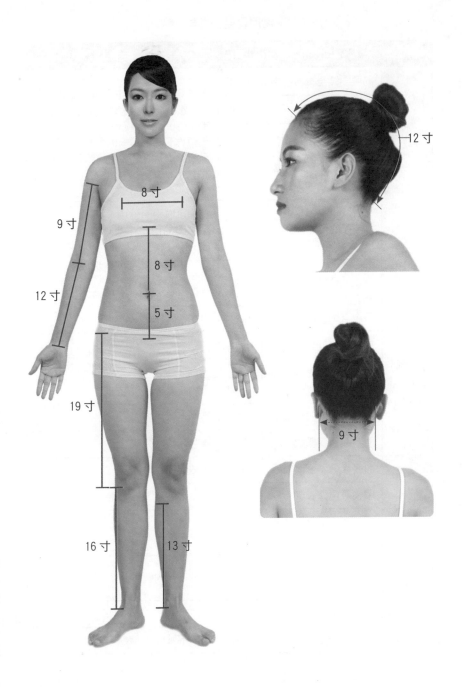

常用骨度分寸表

部位	起止點	分寸	說明	
頭頸部	前頭髮際至後頭髮際	12寸	用於頭部、前額部及後頸部的直寸。當頭髮稀少，前後髮的邊緣不清楚時，可從眉心至後頸最高的第七頸椎骨下緣作18寸，其中眉心至前髮際為3寸，後髮緣下也加了3寸	
	前頭髮際至眉心	3寸		
	後頭髮際至第七頸椎棘突	3寸		
	兩前髮角之間	9寸		
胸腹部	兩乳頭之間	8寸	女子可取兩鎖骨中點之間的距離作8寸，用在胸腹部	胸部及脅部取穴直寸，一般根據肋骨計算，每肋骨折作1寸6分
	胸劍結合中點至臍中	8寸	用在上腹部，劍突骨折作0.5寸	
	臍中至恥骨聯合上緣	5寸	用在下腹部	
腰背部	肩胛骨內側緣至脊柱正中	3寸	用於背部	背部直寸以脊柱間隙為取穴根據
	第七頸椎至骶尾	1.5寸	用於腰骶部	
上　肢	腋前橫紋至肘橫紋	9寸	用在上臂內外側	
	肘橫紋至腕橫紋	12寸	用在前臂內外側	
下　肢	股骨大轉子至膕橫紋	19寸	用於大腿	
	膕橫紋至外踝尖	16寸	用於下肢前、外後側	
	恥骨聯合上緣至股骨內側髁上緣	18寸	用於大腿	
	脛骨內側髁下緣至內踝尖	13寸	用於下肢內側	
	臀橫紋至膕橫紋	14寸	用於大腿	
	內踝尖至足底	3寸	用於下肢內側	

臨床常用拔罐保健穴

穴名	定位
大椎	位於後正中線上，第七頸椎棘突下凹陷中
心俞	位於背部，當第五胸椎棘突下，旁開 1.5 寸
腎俞	位於腰部，當第二腰椎棘突下，旁開 1.5 寸
內關	位於手臂內側，當曲澤與大陵的連線上，腕橫紋上 2 寸，掌長肌腱與橈側腕屈肌腱之間
足三里	位於小腿前外側，當犢鼻下 3 寸，距脛骨前緣一橫指（中指）
關元	位於下腹部，前正中線上，當臍中下 3 寸
命門	位於腰部，當後正中線上，第二腰椎棘突下凹陷中
三陰交	位於小腿內側，當足內踝尖上 3 寸，脛骨內側緣後方
中脘	位於上腹部，前正中線上，當臍中上 4 寸
氣海	位於下腹部，前正中線上，當臍中下 1.5 寸
脾俞	位於背部，當第十一胸椎棘突下，旁開 1.5 寸
胃俞	位於背部，當第十二胸椎棘突下，旁開 1.5 寸
膻中	位於胸部，當前正中線上，平第四肋間，兩乳頭連線的中點
巨闕	位於上腹部，前正中線上，當臍中上 6 寸
章門	位於側腹部，當第十一肋游離端的下方
肝俞	位於背部，當第九胸椎棘突下，旁開 1.5 寸
血海	屈膝，位於大腿內側，髕底內側端上 2 寸，當股四頭肌內側頭的隆起處
大腸俞	位於腰部，當第四腰椎棘突下，旁開 1.5 寸
肺俞	位於背部，當第三胸椎棘突下，旁開 1.5 寸
尺澤	位於肘橫紋中，肱二頭肌腱橈側凹陷處
太谿	位於足內側，內踝後方，當內踝尖與跟筋腱之間的凹陷處
合谷	位於手背，第一、二掌骨間，當第二掌骨橈側的中點處

續表

穴名	定位
風門	位於背部，當第二胸椎棘突下，旁開 1.5 寸
身柱	位於背部，當後正中線上，第三胸椎棘突下凹陷中
中府	位於胸前壁的外上方，雲門下 1 寸，平第一肋間隙，距前正中線 6 寸
委中	位於膕窩橫紋中點，當股二頭肌腱與半腱肌肌腱的中間
外關	位於前臂背側，當陽池與肘尖的連線上，腕背橫紋上 2 寸，尺骨與橈骨之間
膈俞	位於背部，當第七胸椎棘突下，旁開 1.5 寸
內庭	位於足背，當二、三趾間，趾蹼緣後方赤白肉際處
大杼	位於背部，當第一胸椎棘突下，旁開 1.5 寸
曲池	位於肘橫紋外側端，屈肘，當尺澤與肱骨外上髁連線中點
印堂	位於額部，當兩眉頭之中間
太陽	位於顳部，當眉梢與目外眥之間，向後約一橫指的凹陷處
懸鐘	位於小腿外側，外踝尖上 3 寸，腓骨前緣
厥陰俞	位於背部，當第四胸椎棘突下，旁開 1.5 寸
神門	位於腕部，腕掌側橫紋尺側端，尺側腕屈肌腱的橈側凹陷處
豐隆	位於小腿前外側，當外踝尖上 8 寸，條口外，距脛骨前緣二橫指（中指）
環跳	位於股外側部，側臥屈股，當股骨大轉子最凸點與骶管裂孔連線的外 1/3 與中 1/3 交點處
承山	位於小腿後面正中，委中與崑崙之間，當伸直小腿或足跟上提時腓腸肌肌腹下出現尖角凹陷處
三焦俞	位於腰部，當第一腰椎棘突下，旁開 1.5 寸
陽陵泉	位於小腿外側，當腓骨頭前下方凹陷處
天樞	位於腹中部，距臍中 2 寸
靈台	位於背部，當後正中線上，第六胸椎棘突下凹陷中
至陽	位於背部，當後正中線上，第七胸椎棘突下凹陷中
郄門	位於前臂掌側，當曲澤與大陵的連線上，腕橫紋上 5 寸
少海	屈肘，位於肘橫紋內側端與肱骨內上髁連線的中點處

穴名	定位
上巨虛	位於小腿前外側，當犢鼻下6寸，距脛骨前緣一橫指（中指）
梁門	位於上腹部，當臍中上4寸，距前正中線2寸
日月	位於上腹部，當乳頭直下，第七肋間隙，前正中線旁開4寸
膽俞	位於背部，當第十胸椎棘突下，旁開1.5寸
期門	位於胸部，當乳頭直下，第六肋間隙，前正中線旁開4寸
頰車	位於面頰部，下頜角前上方約一橫指（中指），當咀嚼時咬肌隆起，按之凹陷處
下關	位於面部耳前方，當顴弓與下頜切跡所形成的凹陷中
行間	位於足背側，當第一、第二趾間，趾蹼緣的後方赤白肉際處
風池	位於項部，在枕骨之下，胸鎖乳突肌與斜方肌上端之間的凹陷處
陽白	位於前額部，當瞳孔直上，眉上1寸
顴髎	位於面部，當目外眥直下，顴骨下緣凹陷處
地倉	位於面部，口角外側，上直對瞳孔
照海	位於足內側，內踝尖下方凹陷處
太衝	位於足背側，當第一蹠骨間隙的後方凹陷處
膏肓	位於背部，當第四胸椎棘突下，旁開3寸
陰陵泉	位於小腿內側，當脛骨內側髁後下方凹陷處
次髎	位於骶部，當髂後上棘內下方，適對第二骶後孔處
白環俞	位於骶部，當骶正中脊旁1.5寸，平第四骶後孔
會陽	位於骶部，尾骨端旁開0.5寸
夾脊	位於背、腰部，當第一胸椎至第五腰椎棘突下兩側，後正中線旁開0.5寸，一側17個穴位，左右兩側共34穴
肩井	位於肩上，前直乳中，當大椎穴與肩峰端連線的中點上
後谿	位於手掌尺側，微握拳，當第五掌骨關節後的遠側掌橫紋頭赤白肉際處
天宗	位於肩胛部，當岡下窩中央凹陷處，與第四胸椎相平
肩貞	位於肩關節後下方，臂內收時，腋後紋頭上1寸（指寸）
孔最	位於前臂掌面橈側，尺澤穴與太淵穴連線上，腕橫紋上7寸
崑崙	位於外踝後方，當外踝尖與跟腱之間的凹陷處

穴名	定位
殷門	位於大腿後面，當承扶與委中的連線上，承扶下 6 寸
秩邊	位於臀部，平第四骶後孔，骶正中嵴旁開 3 寸
鶴頂	位於膝上部，髕底的中點上方凹陷處
梁丘	屈膝，位於大腿前面，當髂前上棘與髕底外側端的連線上，髕底上 2 寸
養老	位於前臂背面尺側，當尺骨小頭近端橈側凹陷中
中極	位於下腹部，前正中線上，當臍中下 4 寸
地機	位於小腿內側，當內踝尖與陰陵泉連線上，陰陵泉下 3 寸
大巨	位於下腹部，當臍中下 2 寸，距前正中線 2 寸
腰陽關	位於腰部，當後正中線上，第四腰椎棘突下凹陷處
帶脈	位於側腹部，章門下 1.8 寸，當第十一肋骨游離端下方垂線與臍水平線的交點上
腰眼	位於腰部，第四腰椎棘突下，旁開約 3.5 寸凹陷中
水道	位於下腹部，當臍中下 3 寸，距前正中線 2 寸
京門	位於側腰部，章門穴後 1.8 寸，當第十二肋骨游離端的下方
大橫	位於腹中部，距臍中 4 寸
志室	位於腰部，當第二腰椎棘突下，旁開 3 寸
胃倉	位於背部，當第十二胸椎棘突下，旁開 3 寸
膀胱俞	位於骶部，當骶正中嵴旁開 1.5 寸，平第二骶後孔
小腸俞	位於骶部，當骶正中嵴旁開 1.5 寸，平第一骶後孔
大赫	位於下腹部，當臍中下 4 寸，前正中線旁開 0.5 寸

第三章 拔罐
養生保健法，
強身健體添活力

治未病是中醫學的巨大優勢和特色，而拔罐療法則是治未病的重要手段。如今，從各類養生場所裏推出的罐療到適用於家庭的各種簡易的抽真空罐，可見拔罐養生的觀念已深入人心，並得到大力推廣。

治未病與養生保健息息相關，本章將介紹如何運用拔罐療法來進行養生保健。

陽虛體質

陽虛體質者經常出現腹瀉，最明顯的特徵是早上五六點鐘腹瀉。這是因為陽虛者體內火力不足，水穀轉化不徹底，所以就會經常腹瀉，最嚴重的情況是水穀完全未消化就排泄出來了。

陽虛體質還常見頭髮稀疏、眼圈黑、口唇發暗、舌體胖大、脈象沉細等症狀。

國醫大師解析穴位

陽虛體質的實質是陽氣不足，大椎是督脈與十二正經中所有陽經的交會點，總督一身之陽氣，能振奮體內的陽氣；心俞、腎俞為足太陽膀胱經上的穴位，均具有助陽的功效；足三里則能扶正培元；內關寧心安神。

諸穴合用能有效改善陽虛體質出現的不適。

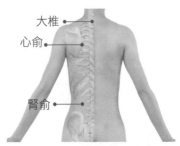

大椎
心俞
腎俞

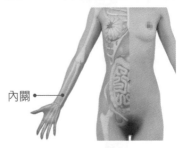

內關

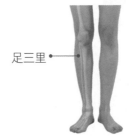

足三里

選穴及調養方法

留罐法		
所選穴位	治療方法	治療頻率
大椎、心俞、腎俞	採取閃火法將罐吸附在穴位上，留罐 10～15 分鐘	每日 1 次
內關、足三里	用拔罐器將罐吸附在穴位上，留罐 10 分鐘	每日 1 次

陰虛體質

陰虛體質的實質是身體的陰液不足。陰虛內熱反映為胃火旺，能吃能喝，卻怎麼也不會胖，雖然看起來瘦弱，但是形體往往緊湊精悍，肌肉鬆弛。陰虛的人還會五心煩熱，即手心、腳心、胸中發熱，但是體溫正常。

國醫大師解析穴位

關元穴自古就是養生要穴，可培補元氣；命門培元固本，溫腎而調理腎臟；三陰交為足部三條陰經的交會穴；足三里扶正固本。

此四穴合用，共助體內之陰，從而調養陰虛體質。

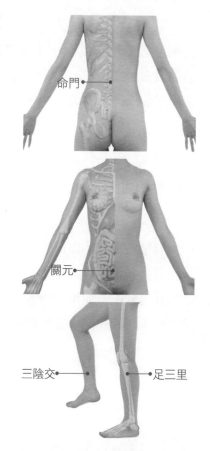

命門

關元

三陰交　　　　　足三里

選穴及調養方法

留罐法		
所選穴位	治療方法	治療頻率
關元、命門	採取閃火法將罐吸附在穴位上，留罐 10 ～ 15 分鐘	每日 1 次
三陰交、足三里	用拔罐器將罐吸附在穴位上，留罐 10 分鐘	每日 1 次

氣虛體質

氣虛體質的人對環境的適應能力差，遇到氣候變化、季節轉換很容易感冒，冬天怕冷，夏天怕熱。氣虛常表現為語聲低微，形體消瘦或偏胖，面色蒼白，氣短懶言，精神不振，體倦乏力，常自汗出。

國醫大師解析穴位

氣海穴是防病強身的要穴之一，有培補元氣的作用；中脘、脾俞、胃俞穴均能益氣健脾。

此四穴配合使用，能增強補氣的作用，有效改善氣虛體質。

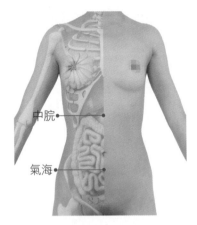

中脘

氣海

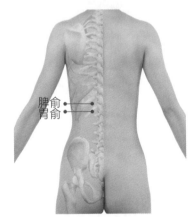

脾俞
胃俞

選穴及調養方法

留罐法		
所選穴位	治療方法	治療頻率
中脘、氣海、脾俞、胃俞	採取閃火法將罐吸附在穴位上，留罐 10～15 分鐘	每日 1 次

氣鬱體質

氣鬱體質者平素性格內向不穩定，易多愁善感，敏感多疑。一旦生病則胸脅脹痛，胃脘脹痛，泛吐酸水，呃逆噯氣，體內之氣逆行，頭暈目眩，鬱病及失眠等。

此體質多因長期情志不暢、氣機鬱滯而形成，調理治療宜調暢情志，疏通氣機。

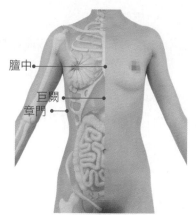

膻中

巨闕
章門

國醫大師解析穴位

大椎穴有通督行氣，貫通督脈上下之作用，能主宰全身，更是保健要穴；膻中能理氣機、溫中元；巨闕穴寬胸利膈、寧心安神；章門理氣散結。

諸穴合用理氣解鬱，調理氣鬱體質。

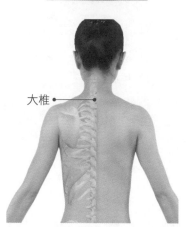

大椎

選穴及調養方法

留罐法		
所選穴位	治療方法	治療頻率
大椎、膻中、巨闕、章門	採取閃火法將罐吸附在穴位上，然後取下，對穴位連續閃罐，以皮膚潮紅為度	每日1次

血瘀體質

血瘀體質表現為全身血液運行不暢，多見形體消瘦，皮膚乾燥。

血瘀體質者很難見到白淨、清爽的面容，經常表情抑鬱、呆板，面部肌肉不靈活，容易健忘，記憶力下降。且因為肝氣不舒，常心煩易怒。

國醫大師解析穴位

腎俞、肝俞穴能補益肝腎，助化生肝腎之血，在這兩個穴位拔罐有助於去瘀生新；血海穴能理血活血，經絡、血氣通暢，則肝鬱更容易消解。

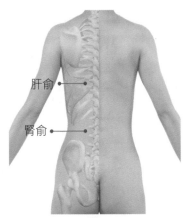

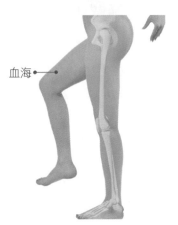

選穴及調養方法

留罐法		
所選穴位	治療方法	治療頻率
腎俞、肝俞、血海	將所選穴位進行常規消毒後，用三棱針點刺每穴，然後用閃火法將罐吸拔在穴位上，留罐5～10分鐘	隔日1次

痰濕體質

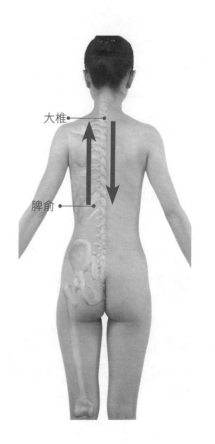

痰濕體質的人多數容易發胖，而且不喜歡喝水，常常表現為舌體胖大、舌苔偏厚，形體動作、情緒反應、說話速度顯得緩慢遲鈍，似乎連眨眼都比別人慢，經常胸悶、頭昏腦脹、頭重、嗜睡、身體沉重、惰性較大，女性常見的還有經遲、經少、閉經等症狀。

大椎

脾俞

國醫大師解析穴位

走罐可以促進身體內部的血液循環，清除體內痰濕、毒素，選擇大椎至脾俞部位走罐有助於升發陽氣、健脾利濕。

選穴及調養方法

留罐法		
所選穴位	治療方法	治療頻率
大椎至脾俞	在背部塗上適量的按摩乳或油膏，用閃火法將罐吸拔於大椎，然後由大椎移至肺俞向下至脾俞來回走罐數次。走罐時手法宜輕，直至局部皮膚潮紅，兩側交替進行	隔日1次

濕熱體質

濕熱體質者一般肢體沉重，發熱多在午後明顯，且並不因出汗而減輕。一般所說的濕熱多指濕熱深入臟腑，特別是脾胃的濕熱，或見脘悶腹滿，噁心厭食，尿短赤，舌質偏紅，苔黃膩，脈儒數。

濕熱體質者性情急躁，容易發怒，不能忍受濕熱環境，易患黃疸、火熱症、癰瘡、癤腫等病症。

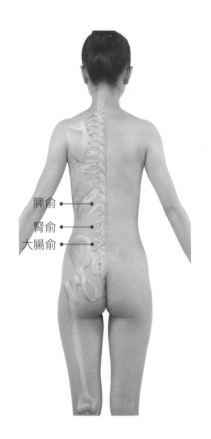

脾俞
腎俞
大腸俞

國醫大師解析穴位

脾俞、大腸俞穴能增強脾胃的運化功能，促進體內濕熱從腸道排出；腎俞穴益腎助陽，強腰利水，使體內濕熱隨尿液排出體外。

選穴及調養方法

留罐法		
所選穴位	治療方法	治療頻率
脾俞、腎俞、大腸俞	採取閃火法將罐吸附在穴位上，留罐 10～15 分鐘	每日 1 次

宣肺理氣

　　肺部疾病是目前臨床上較常見的疾病之一，是在外感或內傷等因素影響下，造成肺臟功能失調和病理變化的病症，患者經常會有咳嗽、流涕、氣喘、胸悶等表現。

　　研究表明：拔罐人體穴位可以滋陰潤肺、開瘀通竅、調理肺氣，對於預防肺部疾病有很好的效果。

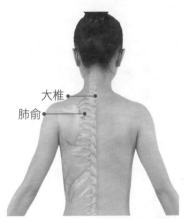

國醫大師解析穴位

　　大椎穴宣陽解表，能振奮體內陽氣；肺俞穴調補肺氣，具有宣肺、平喘、理氣的作用，是肺的保健穴；尺澤穴為手太陰肺經合穴，有清肺熱、平喘咳的作用。

　　此三穴合用，調理肺臟，宣降肺氣。

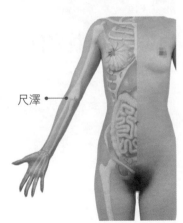

選穴及調養方法

留罐法		
所選穴位	治療方法	治療頻率
大椎、肺俞、尺澤	採取閃火法將罐吸附在穴位上，留罐10～15分鐘	每日1次

養心安神

心煩易亂，睡眠淺，稍有動靜就會驚醒是焦慮性失眠的常見症狀，也是亞健康的表現。焦慮、睡眠品質差以及精神恍惚等都與人的心態有著密切的關係，對工作和生活都會產生嚴重的影響。

研究表明：拔罐人體某些穴位可以疏解心煩氣悶，有助於睡眠，能達到寧心安神的目的。

國醫大師解析穴位

心俞、脾俞穴調補心脾、寬胸理氣、通絡安神；腎俞穴補益元氣，有助於睡眠。

三穴合用有助於調理心之氣血，安養心神。

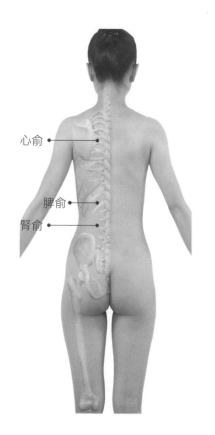

心俞

脾俞

腎俞

選穴及調養方法

留罐法		
所選穴位	治療方法	治療頻率
心俞、脾俞、腎俞	採取閃火法將罐吸附在穴位上，留罐 10～15 分鐘	每日 1 次

健脾養胃

隨著現代社會工作和生活節奏加快，人們壓力大，飲食不規律，常常暴飲暴食，導致各種胃部疾病的發生，造成「脾虛」，出現胃脹痛、食慾差、便塘、疲倦乏力等症狀。脾胃要「三分治，七分養」。

研究表明：拔罐人體穴位可以行氣活血，達到健脾養胃的目的。

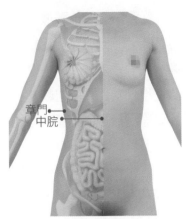

國醫大師解析穴位

中脘、脾俞穴健脾、和胃、益氣；章門穴疏肝健脾、理氣散結。

三穴合用共助健脾養胃，增強脾胃運化功能。

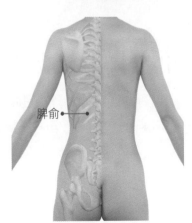

選穴及調養方法

留罐法		
所選穴位	治療方法	治療頻率
脾俞、中脘、章門	採取閃火法將罐吸附在穴位上，留罐 10 ～ 15 分鐘	每日 1 次

補腎強腰

從古至今，補腎似乎僅僅是男性的「專利」，殊不知，夜尿頻多、失眠多夢、腰腿酸軟等這些症狀在現代女性當中也較為多見。女性要經歷行經、生產、哺乳，這些都是很消耗精氣神的。

研究表明：拔罐人體穴位可以疏通經絡，調理內部精氣神，補充腎氣。「腎氣足」，則「百病除」。

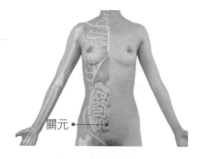

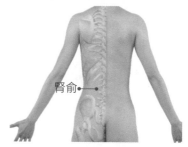

國醫大師解析穴位

腎俞穴能補益腎精，強腰固下元；關元穴培補元氣、補腎溫下焦；太谿穴滋陰益腎，壯陽強腰。

三穴同補腎益精，強健腰脊。

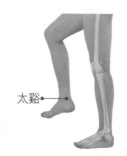

選穴及調養方法

留罐法		
所選穴位	治療方法	治療頻率
腎俞、關元、太谿	採取閃火法將罐吸附在穴位上，留罐 10～15 分鐘	每日 1 次

益氣養血

氣血對人體最重要的作用是滋養。氣血充足，則人面色紅潤，肌膚飽滿豐盈，毛髮潤滑有光澤，精神飽滿，感覺靈敏；若氣血不足，皮膚容易粗糙、發暗、發黃、長斑等。研究表明：拔罐人體某些穴位可以疏導經絡，利於機體內氣血的運行，輔助臟腑的功能，達到益氣養血的目的。

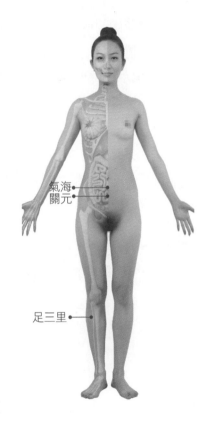

國醫大師解析穴位

氣海、關元穴是防病強身要穴，有培補元氣、理氣和血的作用，常用於增強人體的免疫力、延年益壽；足三里穴能扶正培元、補脾健胃，增強人體免疫力，有助恢復體力。

選穴及調養方法

留罐法		
所選穴位	治療方法	治療頻率
氣海、關元、足三里	採取閃火法將罐吸附在穴位上，留罐 10 ～ 15 分鐘	每日 1 次

強筋健骨

隨著年齡的增長，到了一定的年紀，人體的免疫功能開始衰退，機體臟腑功能失調，就會出現各種各樣的不適現象。

研究表明：拔罐人體某些穴位可以調和五臟，使氣血運行通暢，強筋健骨，增強機體功能，有效預防和治療各種疾病。

國醫大師解析穴位

大椎穴通經活絡；心俞穴助心養血；腎俞穴壯腰益腎。

三穴合用強健筋骨、疏筋通絡，增強人體骨骼功能。

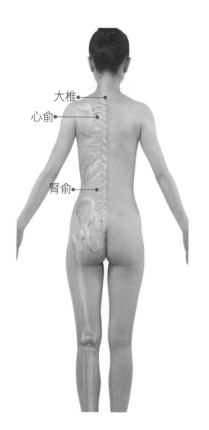

大椎
心俞
腎俞

選穴及調養方法

留罐法		
所選穴位	治療方法	治療頻率
大椎、心俞、腎俞	採取閃火法將罐吸附在穴位上，留罐10～15分鐘	每日1次

延年益壽

　　壽命長短與多種因素有關，良好的行為和生活方式對人的壽命的影響遠比基因、遺傳要大得多。心態良好，適當參加運動，堅持合理健康的飲食方式，都可以幫助我們延年益壽。研究表明：拔罐人體穴位可以舒筋活絡，利於氣血運行，促進人體新陳代謝，增強臟腑功能，達到延年益壽的目的。

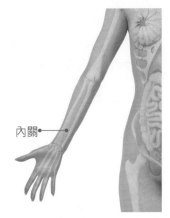

內關

國醫大師解析穴位

　　內關穴能補益心氣、寧心通絡；心俞穴寧心安神、調和營衛；腎俞穴補益元氣、培腎固本。

　　三穴合用通調體內氣血運行，增強心腎及其他臟腑功能，以達到延年益壽的目的。

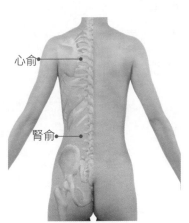

心俞

腎俞

選穴及調養方法

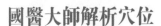

留罐法		
所選穴位	治療方法	治療頻率
內關、心俞、腎俞	採取閃火法將罐吸附在穴位上，留罐 10 ～ 15 分鐘	每日 1 次

調經止帶

　　每個月都有那麼幾天，是女性頗為煩惱的日子。有規律、無疼痛地度過了還好，如果碰到不按規律「辦事」的時候，的確夠女性朋友們煩惱的。尤其是當出現月經不調、白帶異常等病症時，女性朋友更會煩不勝煩。

　　研究表明：拔罐人體穴位可以行氣活血，有效地改善女性痛經、帶下病等病症。

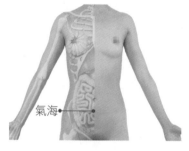

氣海

國醫大師解析穴位

　　氣海穴能溫下元之氣，益氣養血，為婦科調經常用穴；血海、肝俞穴共奏養血、活血、通經之效。

　　諸穴合用共調胞脈之氣血，以達調經止帶之功。

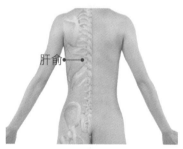

肝俞

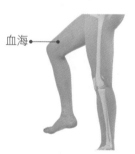

血海

選穴及調養方法

留罐法		
所選穴位	治療方法	治療頻率
氣海、血海、肝俞	採取閃火法將罐吸附在穴位上，留罐 10～15 分鐘	每日 1 次

排毒通便

近年來，患便秘的中青年人呈明顯上升的趨勢。工作壓力大，心理上過度緊張，加上缺乏身體鍛鍊，活動量小，都是導致便秘的主要原因。便秘會導致毒素在體內蓄積，影響身體健康。

研究表明：拔罐人體某些穴位可以調理腸胃、行氣活血、疏經活絡，對防治便秘有良好的效果。

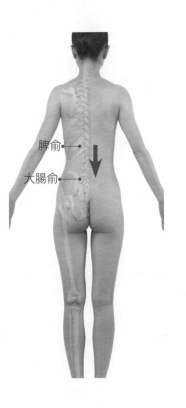

脾俞←

大腸俞←

國醫大師解析穴位

脾俞至大腸俞穴，內應人體脾胃大腸，在此部位進行走罐，一則促進局部氣血運行，疏通局部經絡；二則對應調理內部脾胃大腸，增強其運化及傳輸糟粕功能，從而促進身體排毒通便。

選穴及調養方法

留罐法		
所選穴位	治療方法	治療頻率
脾俞至大腸俞	在背部塗上適量的按摩乳或油膏，用閃火法將罐吸拔於脾俞，然後由脾俞至大腸俞來回走罐數次。走罐時手法宜輕，直至局部皮膚潮紅，兩側交替進行	隔日 1 次

降壓降糖

　　隨著大眾生活水準的提高，飲食中高糖、高脂類食物的比重也有大幅度增加，因而部分人群的血壓、血脂、血糖等指標均有所升高，被診斷為高血壓、糖尿病的人日益增多。

　　研究表明：刺激人體穴位，可以調節經氣，改善機體生理功能，使代謝系統恢復正常運作，從而達到降壓降糖的目的。

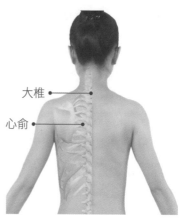

大椎

心俞

國醫大師解析穴位

　　大椎是督脈與十二正經中所有陽經的交會點，總督一身之陽氣，能振奮體內的陽氣，有補虛治勞的作用；心俞能寬胸理氣，通絡安神；血海能健脾化濕。三穴合用，調理機體代謝功能，促進機體降壓、降糖。

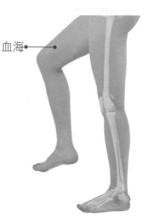

血海

選穴及調養方法

留罐法		
所選穴位	治療方法	治療頻率
大椎、心俞、血海	採取閃火法將罐吸附在穴位上，留罐 10～15 分鐘	每日 1 次

瘦身降脂

　　物質生活的極大豐富和生活條件的極為優越，使得現代人身體裏面的能量攝入與能量消耗形成了嚴重的不平衡。「入」常常大於「出」，這也是導致很多人發胖的根本原因。

　　研究表明，刺激人體某些穴位可以疏經活絡，加速體內脂肪燃燒，促進新陳代謝，從而達到瘦身降脂的目的。

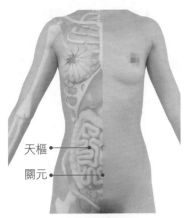

天樞

關元

國醫大師解析穴位

　　天樞為足陽明胃經上的穴位，也是大腸的募穴，能調理腸腑、理氣通便；關元自古為養生要穴，能培補元氣、理氣和血；血海能健脾化濕。

　　三穴合用能促進體內水濕和脂肪的代謝，消除水腫。

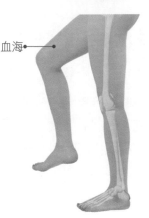

血海

選穴及調養方法

留罐法		
所選穴位	治療方法	治療頻率
天樞、關元、血海	採取閃火法將罐吸附在穴位上，留罐10～15分鐘	每日1次

強身健體

人到了一定年齡階段，身體的機能就會下降，免疫功能開始衰減，這時機體就會出現或多或少的問題。人吃五穀雜糧，難免會生病，而疾病是影響健康和長壽的重要因素。

研究表明：刺激人體某些穴位可以調和臟腑，使氣血宣通暢達，有效預防和治療各種疾病，達到強身健體的目的。

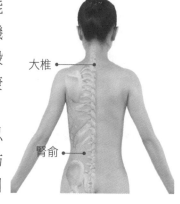

大椎

腎俞

國醫大師解析穴位

大椎能宣陽解表、補虛治勞；腎俞為足太陽膀胱經上的穴位，均具有助陽的功效；內關能理氣，寧心安神，調節睡眠，從而提高睡眠品質。三穴合用，使機體處於陰陽調和、氣血充盈狀態，從而達到強身健體的目的。

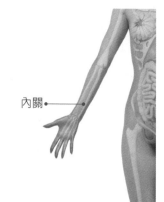

內關

選穴及調養方法

留罐法		
所選穴位	治療方法	治療頻率
大椎、腎俞、內關	採取閃火法將罐吸附在穴位上，留罐 10～15 分鐘	每日 1 次

潤膚澤容

當氣候、環境改變時，人的肌膚往往也會出現一定的變化。而現代生活中，各種電子產品的普及，在某些程度上也加速了皮膚的衰老，從而使皮膚出現乾燥、鬆弛、色斑等問題，影響我們的外在容顏。

採用拔罐刺激人體的一定穴位，能改善皮膚諸多問題，使皮膚重煥光彩。

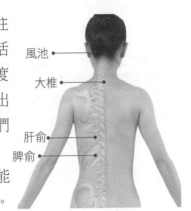

國醫大師解析穴位

風池、大椎祛風解毒，通利官竅；肝俞、脾俞、血海理氣疏肝、健脾祛濕；陰陵泉健脾行水、舒筋活絡；三陰交益血活血，清腸攝血。

這些穴位配合使用能行氣活血、祛濕，紅潤面色，減少皺紋，使皮膚恢復潤澤與彈性。

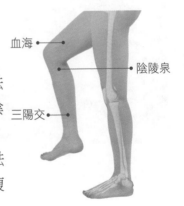

選穴及調養方法

留罐法		
所選穴位	治療方法	治療頻率
風池、大椎、肝俞、脾俞、血海、陰陵泉、三陰交	採取閃火法將罐吸附在穴位上，每次取2～3穴，留罐5～10分鐘	每日1次

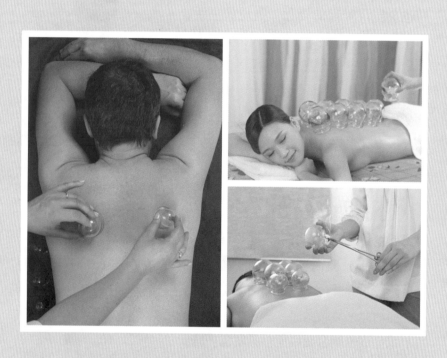

第四章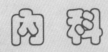

病症拔罐，
拔除惱人病痛

治高血壓、頭痛、失眠、糖尿病、冠心病等常見的內科病症往往給人帶來身體上的疼痛和心理上的困擾。

本章主要介紹日常生活中較常見的內科病症的拔罐療法，包括選穴、拔罐手法與隨症加穴。正確運用這些拔罐療法，可以緩解疾病症狀，減輕病痛，促進身心康復。

感冒又稱為「傷風」「冒風」「傷寒」，分為普通感冒和流行感冒。普通感冒一般上呼吸道症狀較重，以鼻塞、流涕、打噴嚏、咽喉疼痛、咳嗽、頭痛、惡寒、全身不適、低熱等症狀為主。流行感冒傳染性強，一般全身症狀嚴重。

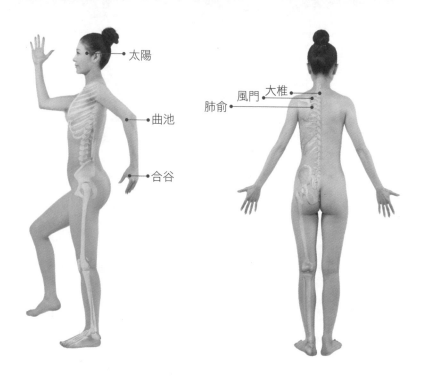

選穴及治療方法

閃罐法或留罐法		
所選穴位	治療方法	治療頻率
大椎、風門、肺俞、曲池、太陽、合谷	採取閃火法將罐吸附在穴位上，然後取下，對穴位連續閃罐，以皮膚潮紅為度；或將罐吸附在穴位上，留罐5～10分鐘，以局部皮膚泛紅、充血為度	每日1次

國醫大師解析隨症加穴

抵抗力差 + 足三里

抵抗力差常表現為反覆感冒、易疲勞，多因素體虛弱，正氣不足，難以抵禦外界的邪氣。每當天氣變化時容易感冒，而反覆感冒會消耗身體正氣，出現疲勞感。古語有云：「常按足三里勝吃老母雞。」可見足三里穴有扶助正氣的作用，在足三里穴進行拔罐療法也能起到相似的作用。因此，抵抗力差的人除選取治療感冒的常規穴位進行拔罐療法外，還可增加拔罐足三里。

【具體操作】將罐吸附在足三里穴上，留罐 5 ～ 10 分鐘。

頭痛 + 印堂

很多人感冒時常常會出現頭痛的症狀，這是因為外邪易上犯於頭，使頭部氣血不暢，頭部脈酪被阻而致頭痛。印堂穴具有醒腦開竅的功效，常用來治療頭痛、頭暈等症。

將罐吸附在印堂穴上，留罐 5 ～ 10 分鐘，可有效緩解頭痛。

胸悶、食慾差 + 陰陵泉

當外邪侵入體內，犯於中焦時，會出現胸悶、食慾不佳的症狀。此時在陰陵泉穴拔罐可以健脾和胃，改善胸悶、食慾差的症狀。

將罐吸附在陰陵泉穴上，留罐 10 分鐘。

渾身酸痛 + 身柱

身柱穴為督脈上的穴位，能補益肺氣，增強身體抵抗力。在身柱穴拔罐可緩解渾身酸痛的症狀。

將罐吸附在身柱穴上，留罐 5 ～ 10 分鐘。

發熱

發熱是指體溫升高超過正常範圍。正常人的體溫保持在 36.2℃～37.2℃。根據發熱的溫度高低可分為以下幾種：低熱是指體溫在 37.4℃～38℃，中熱是指體溫在 38.1℃～39℃，高熱是指體溫超過 39.1℃。

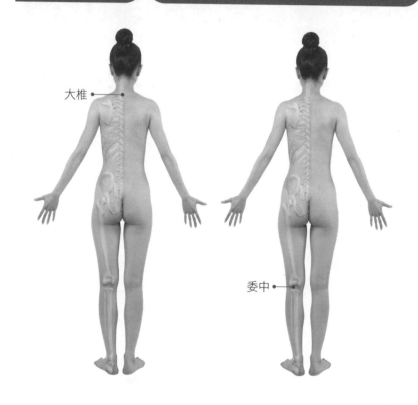

大椎

委中

選穴及治療方法

刺絡拔罐法		
所選穴位	治療方法	治療頻率
大椎、委中	消毒穴位皮膚後，用七星梅花針，中強刺激手法，叩刺以大椎為中心的穴區 8～10 次，然後用閃火法將罐吸附在穴位上，留罐 10 分鐘即可起罐	每日 1 次，如兩次發熱不退者即到醫院診治

國醫大師解析隨症加穴

(高熱汗出) ⊕ (內庭)

當外邪侵襲人體體表，肌肉紋理變疏鬆，汗孔張開時會導致汗出。邪氣入裏化熱，裏熱熾盛，迫使津液外出，則引起汗量增多。內庭穴可瀉體內諸火，使體內火熱之邪外出而熱退汗止。

將罐吸附在內庭穴上，留罐 5 ～ 10 分鐘。

(高熱抽搐) ⊕ (太衝)

高熱時往往會伴隨抽搐的症狀，這是因為火熱熾盛，體內陰液被耗灼，筋脈失去陰液的濡養，從而引起四肢抽搐。太衝穴能舒肝養血，肝血具有濡養筋脈的作用，因而對太衝穴進行拔罐可減輕抽搐症狀。

可用拔罐器將罐吸附在太衝穴上，留罐 5 ～ 10 分鐘。

(咳嗽喘息) ⊕ (身柱)

火熱會薰灼肺胃，灼津生痰從而引發咳嗽、喘息。身柱穴具有宣肺清熱、寧神鎮咳的功效。在此穴位上拔罐可助清肺熱，鎮咳平喘。

用閃火法將罐吸附在身柱穴上，留罐 5 ～ 10 分鐘，
改善咳嗽、喘息症狀。

(胸背疼痛) ⊕ (風門)

風門穴有宣通肺氣、清熱止痛的作用，在清除體內之熱的同時，還可緩解發熱引起的胸背疼痛。因此，可在風門穴上拔罐，以達到緩解胸背疼痛的目的。

用閃火法將罐吸附在風門上，留罐 5 ～ 10 分鐘。

咳嗽

咳嗽有多種臨床表現：咳嗽白天多於夜間，咳而急劇，多為外感引起；早晨咳嗽陣發加劇，咳聲重濁，痰出咳減，多為痰濕或痰熱咳嗽；黃昏或夜間咳嗽加劇，多為陰虛咳嗽；咳聲響亮，為實證咳嗽；咳聲低怯，為虛證咳嗽。

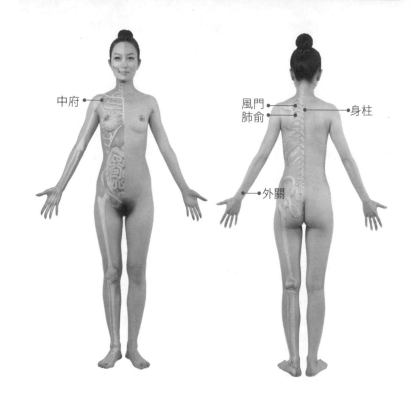

中府　　風門　　身柱
　　　　肺俞
　　　　　　外關

選穴及治療方法

留罐法		
所選穴位	治療方法	治療頻率
風門、身柱、肺俞	採取閃火法將罐吸附在穴位上，留罐 5～10 分鐘	每日 1 次
外關、中府	用拔罐器將罐吸附在穴位上，留罐 10 分鐘	每日 1 次

國醫大師解析隨症加穴

咳聲重，怕冷，痰清稀 ➕ 合谷

　　咳聲重，怕冷，氣急，痰清稀，多為風寒襲肺引起。合谷穴亦有祛風解表之效，在此穴上拔罐對祛除體內風寒之邪也有一定的作用。此外，在合谷穴將拔罐與艾灸之法合用，其治療效果將增強。

　　用拔罐器將氣罐吸附在合谷穴上，留罐 10 分鐘。

咳嗽痰黃稠，流黃涕 ➕ 大椎

　　咳嗽痰黃而稠，氣粗，咽痛，口渴，流黃涕，多為風熱襲肺。大椎穴能清熱解表，主治熱病、惡寒發熱、感冒、咳嗽等外感病症。因此，在大椎穴上拔罐可助祛風清熱，緩解咳嗽、痰黃等症狀。

　　用閃火法將罐吸附在大椎穴上，留罐 10 分鐘。

乾咳無痰，潮熱盜汗 ➕ 膏肓

　　肺陰虧虛則乾咳無痰，潮熱盜汗，當滋肺斂陰。可選用主治咳嗽、氣喘、肺結核等病症的膏肓穴進行拔罐，以滋陰降火、調理肺氣。

　　將罐迅速扣在膏肓穴上，留罐 10 分鐘。

痰多色白，胸脘痞悶 ➕ 豐隆

　　痰多色白，胸脘痞悶，多為水飲停肺，肺部氣機不暢引起。對豐隆穴進行拔罐，可調理體內津液的輸布，使水有所化，痰無所聚，從而達到化痰祛濕宣肺的作用。

　　將火罐吸附在豐隆穴上，留罐 15 分鐘。

哮喘

哮喘即支氣管哮喘，以發作時喉中哮鳴有聲，呼吸氣促困難，甚至喘息不能平臥為主要表現。由宿痰內伏於肺，因外邪、飲食、情志、勞倦等誘因而引發，以致痰阻氣道、肺失肅降、氣道攣急所致。

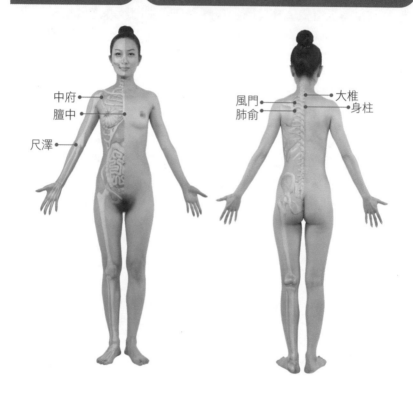

中府
膻中
尺澤

風門　　　　　大椎
肺俞　　　　　身柱

選穴及治療方法

留罐法		
所選穴位	治療方法	治療頻率
大椎、風門、肺俞、膻中、尺澤	發作期：採取閃火法將罐吸附在穴位上，留罐 10 分鐘	每日 1 次
風門、肺俞、身柱、中府	緩解期：採用閃火法將罐吸附在穴位上，或用貯水罐、水氣罐留罐，每次 10 分鐘	每日 1 次

國醫大師解析隨症加穴

(胸膈滿悶，呼吸急促) ➕ (定喘)

　　胸膈滿悶，呼吸急促，咳嗽，痰多稀薄色白，為風寒閉肺，當通宣理肺、止咳平喘。可選擇主治咳嗽、哮喘、支氣管炎、肺結核等病症的定喘穴進行拔罐。

將罐吸附在定喘穴上，留罐 5～10 分鐘。

(喘急胸悶，痰黃黏稠) ➕ (曲池)

　　痰熱壅肺時，會出現喘急胸悶，痰黃黏稠，伴胸中煩熱、面紅身熱等症狀。可在具有清熱作用的曲池穴上拔罐，以清瀉肺內痰熱之氣。

將罐吸附在曲池穴上，留罐 5～10 分鐘。

(喘促氣短，喉中痰鳴) ➕ (氣海)

　　氣虛而致喘促氣短，喉中痰鳴時，當益氣化痰。氣海穴有補益氣血、補虛固本、行氣化濁的功效，對氣虛所致的病症均能起到良好的效果。

將火罐吸附在氣海穴上，留罐 5～10 分鐘。

(動則喘甚，汗出肢冷) ➕ (關元)

　　關元穴是元陰元陽交會之所，能培元固本。在此穴上拔罐能改善中氣不足所致的動則喘甚，汗出肢冷。

將火罐吸附在關元穴上，留罐 5～10 分鐘。

慢性支氣管炎

慢性支氣管炎是由於感染或非感染因素引起的氣管、支氣管黏膜和周圍組織的慢性非特異性炎性變化。慢性支氣管炎以長期頑固性咳嗽為特徵。早晚氣溫較低或飲食刺激時，頻頻咳嗽。無併發症時，體溫、脈搏無變化。

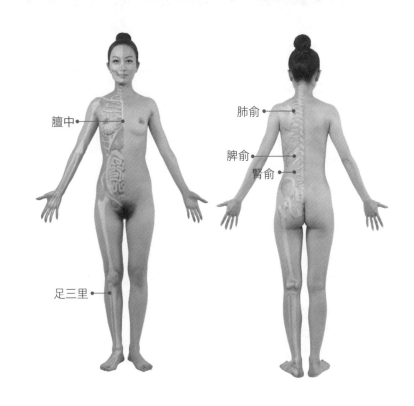

膻中

足三里

肺俞

脾俞

腎俞

選穴及治療方法

留罐法		
所選穴位	治療方法	治療頻率
肺俞、脾俞、腎俞、膻中、足三里	用閃火法將罐吸拔在穴位上，留罐15分鐘，以穴位皮膚紅紫為度	每日1次

國醫大師解析隨症加穴

咳嗽，胸悶 ✚ 中府

中府穴有清瀉肺熱、止咳平喘之功，在此穴上拔罐能調理肺臟功能，對於肺熱引起的咳嗽、胸悶具有一定的治療效果。

> 用拔罐器將氣罐吸附在中府穴上，留罐 5 ～ 10 分鐘。

痰多，胸脘痞悶 ✚ 豐隆

痰濕匯集而壅於肺，則痰多。胸脘痞悶。對豐隆穴進行拔罐，可調理體內津液的輸布，使水有所化，痰無所聚，從而達到化痰祛濕，宣肺的作用。

> 將火罐吸附在豐隆穴上，留罐 15 分鐘。

咽喉腫痛 ✚ 合谷

「面口合谷收」，合谷穴能治療頭面部諸多疾病，可清頭面之熱，且善清肺胃積熱，對於肺熱引起的咽喉腫痛有良好的治療效果。

> 用拔罐器將氣罐吸附在合谷穴上，留罐 10 分鐘。

發熱惡寒 ✚ 外關

外關穴有清熱解表的作用，為治熱病的首選穴。對於熱邪引起的表證，如發熱惡寒等有良好的治療效果。

> 用閃火法將罐吸附在外關穴上，留罐 10 分鐘。

引起肺炎的原因很多，症狀也不相同。細菌性肺炎：高熱、胸部刺痛，隨呼吸和咳嗽加劇，咳鐵鏽色或少量膿痰，常伴有噁心、嘔吐、周身不適和肌肉酸痛；病毒性肺炎：頭痛、乏力、肌肉酸痛、發熱、乾咳或咳少量黏痰。

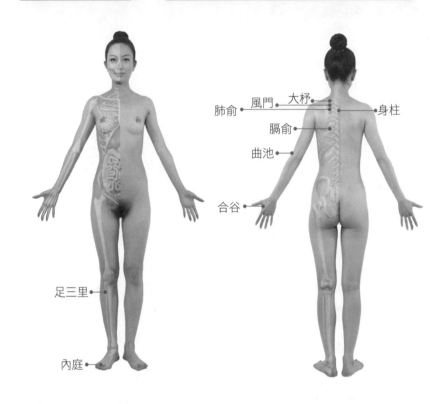

選穴及治療方法

刺絡拔罐法		
所選穴位	治療方法	治療頻率
身柱、膈俞、內庭、風門、大杼、合谷、肺俞、曲池、足三里	用三棱針點刺每穴 3～5 下，風門、內庭擠出少量血，餘穴用閃火法留罐 5～10 分鐘	每日 1 次

國醫大師解析隨症加穴

胸悶 + 膻中

膻中穴為寬胸理氣之首選穴，兼有止咳平喘、化痰的作用，對於肺氣不舒或氣機不暢所致的胸悶均有較好的治療效果。

用拔罐器將氣罐吸附在膻中穴上，留罐 5 ～ 10 分鐘。

痰多 + 豐隆

對豐隆穴進行拔罐，可調理體內津液的輸布，使水有所化，痰無所聚，從而達到化痰祛濕、宣肺的作用。

將火罐吸附在豐隆穴上，留罐 5 ～ 10 分鐘。

咳嗽無力、喘息自汗 + 關元

氣虛則咳之無力，自汗出，喘息。選用具有培補元氣、理氣和血作用的關元穴進行拔罐，能透過調補全身之氣從而調補肺氣，使肺的宣降作用正常發揮。

用閃火法將火罐吸附在關元穴上，留罐 5 ～ 10 分鐘。

乾咳無痰或少痰，痰黏帶血 + 腎俞

腎不納氣，則生咳，也會影響到肺的氣機升降，引發乾咳、咳痰帶血等症狀。在腎俞穴拔罐，有助於補腎納氣，使肺腎之氣充足，從而達到止咳祛痰的目的。

用投火法將火罐吸附在腎俞穴上，留罐 5 ～ 10 分鐘。

頭痛

頭痛既是一種常見病症，也是一個常見症狀，可以發生於多種急慢性疾病過程中，有時亦是某些相關疾病加重或惡化的先兆。患者自覺頭部包括前額、額顳、頂枕等部位疼痛，為本病的證候特徵。

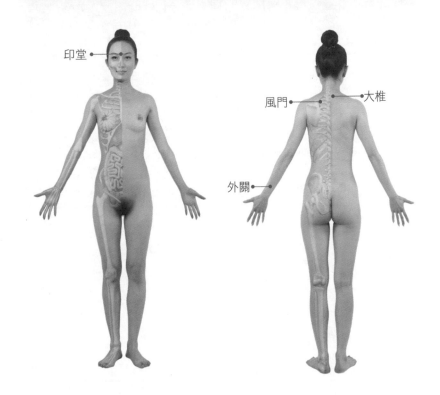

印堂

風門　　大椎

外關

選穴及治療方法

留罐法		
所選穴位	治療方法	治療頻率
大椎、風門	採取閃火法將罐吸附在穴位上，留罐 10 ～ 15 分鐘	每日 1 次
印堂、外關	用拔罐器將罐吸附在穴位上，留罐 5 ～ 10 分鐘	每日 1 次

國醫大師解析隨症加穴

痛如錐刺，痛處固定 ➕ 血海

血瘀所致頭痛，痛如錐刺，痛處固定。可選用具有活血、通竅、止痛作用的血海穴進行拔罐，血脈通暢則痛止。

> 先用三棱針點刺血海穴3～5下，再用閃火法留罐10分鐘。

頭脹痛，伴眩暈 ➕ 肝俞

肝陽上亢，甚則肝風內動時，常會引發頭暈頭脹、目眩等症狀，嚴重則頭脹痛不已。可在肝俞穴處進行拔罐，以平肝潛陽、熄風止痛。

> 用閃火法將火罐吸附在肝俞穴上，留罐5～10分鐘。

頭痛而空，伴腰膝酸軟 ➕ 腎俞

腎虛不固，常引發頭痛而空、眩暈耳鳴、腰膝酸軟等症，治宜補腎固精。選用腎俞穴進行拔罐，以補腎培元、填精生髓，緩解頭痛。

> 用閃火法將火罐吸附在腎俞穴上，留罐5～10分鐘。

頭痛昏蒙，胸脘滿悶 ➕ 足三里

痰濕蒙蔽清陽之府——頭，或困於胸中，則致清陽不布，氣血不暢而頭痛昏蒙，胸脘滿悶。選用足三里穴進行拔罐，可健脾化痰、降逆止痛。

> 用閃火法將火罐吸附在足三里穴上，留罐10分鐘。

偏頭痛

偏頭痛是一類有家族發病傾向的周期性發作疾病，表現為發作性的偏側搏動性頭痛，伴噁心、嘔吐及羞明，經一段間歇期後再次發病。在安靜、黑暗環境內或睡眠後頭痛緩解。在頭痛發生前或發作時可伴有神經、精神功能障礙。

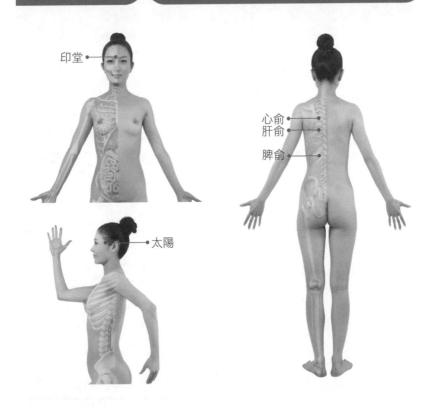

印堂

心俞
肝俞
脾俞

太陽

選穴及治療方法

留罐法		
所選穴位	治療方法	治療頻率
心俞、肝俞、脾俞	採取閃火法將罐吸附在穴位上，留罐 10 ～ 15 分鐘	每日 1 次
印堂、太陽	用拔罐器將罐吸附在穴位上，留罐 5 ～ 10 分鐘	每日 1 次

國醫大師解析隨症加穴

口渴欲飲 ➕ 大椎、腎俞

口渴欲飲為熱傷津液的表現。大椎穴有清熱解表的作用，可在大椎穴上拔罐以清熱；腎俞穴可以益腎滋陰、增液潤燥。兩穴合用既清熱又滋陰，能有效地緩解口渴。

> 用閃火法將火罐吸附在大椎、腎俞穴上，留罐10分鐘。

惡風畏寒 ➕ 風門

風門穴祛風散邪，對於風寒之邪侵襲人體引起的惡風、畏寒等症狀有一定療效。可在風門穴進行拔罐，使匯聚於此的邪氣得以外泄，畏寒症狀得以緩解。

> 用毫針針刺風門穴，得氣後用閃火法留罐5～10分鐘。

脘腹痞滿 ➕ 豐隆

脾胃功能失調，胃升降失司，胃氣壅塞於中焦，脾失健運，化生痰液聚於中焦，則脘腹滿悶不舒。刺激豐隆穴能健脾化痰，脾胃健運則胃氣和，痰無以聚，脘腹舒暢。

> 用閃火法將罐吸附在豐隆穴上，從上至下進行推拉走罐10～20次。

頭脹痛伴眩暈 ➕ 期門

肝氣不舒則易引發頭脹痛、眩暈等症。期門穴為肝之募穴，能疏調肝膽氣機，理氣活血，減輕頭脹痛等症狀。

> 用拔罐器將氣罐吸附在期門穴上，留罐5～10分鐘。

眩暈

眩暈多由情志、飲食內傷、體虛久病、失血勞倦及外傷等病因，引起風、火、痰、瘀上擾清空或精虧血少，清竅失養而致。以頭暈、眼花為主要臨床表現，輕者閉目可止，重者如坐車船，旋轉不定，或伴有噁心、嘔吐、汗出等症狀。

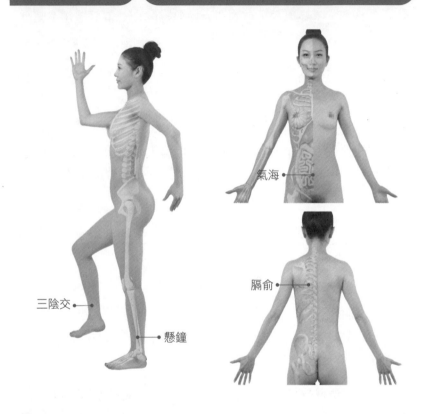

氣海

膈俞

三陰交

懸鐘

選穴及治療方法

留罐法		
所選穴位	治療方法	治療頻率
膈俞、氣海	採取閃火法將罐吸附在穴位上，留罐 5～10 分鐘	每日 1 次
三陰交、懸鐘	用拔罐器將罐吸附在穴位上，留罐 10 分鐘	每日 1 次

國醫大師解析隨症加穴

失眠，健忘 ➕ 印堂

　　心氣不足則易致失眠、健忘，當補益心氣、寧心安神。在印堂穴進行拔罐，有助於清心寧神，改善睡眠問題，減輕健忘症狀。

　　用拔罐器將氣罐吸附在印堂穴上，留罐 5 ～ 10 分鐘。

神疲乏力，面色蒼白 ➕ 脾俞

　　脾為後天之本，氣血化生之源。脾氣不足，脾失健運，生血物質缺乏則血液虧虛，面色蒼白，神疲乏力。在脾俞穴處進行拔罐有助於健脾生血，脾健運則化源充足，氣血旺盛。

　　用閃火法將罐吸附在脾俞穴上，留罐 5 ～ 10 分鐘。

頭重如裹，胸悶噁心 ➕ 豐隆

　　濕邪侵及人體，留滯於臟腑經絡，最易阻滯氣機，從而使氣機升降失常。濕困於頭面，則頭重如裹；濕阻胸膈，氣機不暢則胸悶；濕困脾胃，使脾胃納運失職，升降失常則噁心、嘔吐、不欲飲食。在豐隆穴處拔罐以祛濕化痰，使濕邪去而陽氣自通。

　　用閃火法將罐吸附在豐隆穴上，取下後再吸附在穴位上，
反覆吸拔 10 次。

視力減退，腰膝酸軟 ➕ 太谿

　　肝開竅於目，肝腎虧虛則視力減退，腰膝酸軟。足少陰腎經之原穴太谿穴滋陰益腎、壯陽強腰，而「滋水」可「涵木」，使肝腎同補，有助於改善視力。

　　用閃火法將小號罐吸附在太谿穴上，留罐 5 ～ 10 分鐘。

失眠是由於情志、飲食內傷、病後及年邁、心虛膽怯等引起心神失養或心神不安，從而導致經常不能獲得正常睡眠。主要表現為入睡困難，時寐時醒，或醒後不能再睡，嚴重者可通宵難眠。常伴有精神不振、頭痛、頭暈、心悸等症狀。

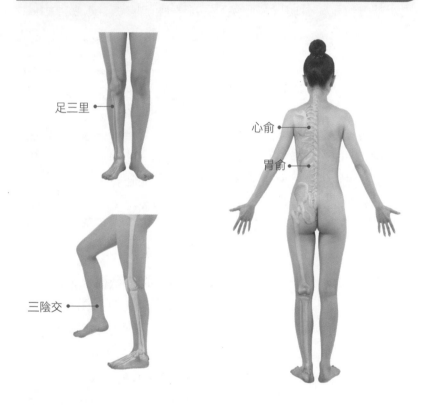

選穴及治療方法

留罐法		
所選穴位	治療方法	治療頻率
心俞、胃俞	採取閃火法將罐吸附在穴位上，留罐 5～10 分鐘	每日 1 次
足三里、三陰交	用拔罐器將罐吸附在穴位上，留罐 10 分鐘	每日 1 次

國醫大師解析隨症加穴

心神不寧 ＋ 內關

心主神志，當心氣不足時，會產生心神不寧、失眠等症。內關穴為心之保健要穴，能調理心之氣血，寧心安神。

用閃火法將小號罐吸附在內關穴上，留罐 10 分鐘。

心悸多夢，多疑善慮 ＋ 膽俞

膽與肝相表裏，膽主抉斷。膽氣虛弱則易致心悸多夢，多疑善慮，而肝氣不條達，氣機不調暢，也會影響膽之氣機平衡。膽俞穴為膽經經氣傳輸之處，具有疏肝解鬱、理氣止痛的作用，刺激膽俞穴對膽腑有很好的保養作用。

用閃火法將罐吸附在膽俞穴上，留罐 5 ～ 10 分鐘。

急躁易怒，胸脅脹滿 ＋ 肝俞

肝失疏泄，則氣機不暢，氣機升降失調，而出現胸脅脹滿。肝疏泄太過，則表現為急躁易怒。肝俞穴為肝臟的保健要穴，刺激肝俞穴有調肝護肝的作用，使肝之疏泄功能正常，氣機調暢，臟腑活動正常協調。

先用閃火法將罐吸附在肝俞穴上，反覆吸拔幾次，
再留罐 10 分鐘。

心悸健忘，納差倦怠 ＋ 脾俞

脾失健運則機體的消化吸收功能易失常，出現納差、食慾不振、倦怠等表現。脾失健運，氣血化生不足，心主血脈的功能也會受到影響，出現心悸、健忘等表現。刺激脾俞穴可增強脾臟的運化功能，促進血液生成，確保心血充足。

用閃火法將罐吸附在脾俞穴上，留罐 5 ～ 10 分鐘。

心律失常

又稱心悸，多因外感或內傷，致氣血陰陽虧虛，心失所養；或痰飲瘀血阻滯，心脈不暢引起。主要表現為發作性心慌不安，心跳劇烈，不能自主，或一過性、陣發性，或持續時間較長，或一日數次發作，或數日一次發作。

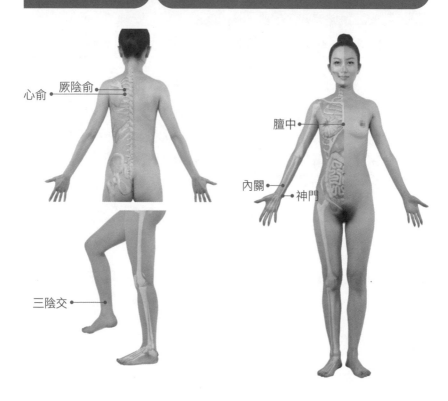

選穴及治療方法

針罐法		
所選穴位	治療方法	治療頻率
膻中、心俞、厥陰俞、內關、神門、三陰交	將毫針快速刺入皮下，待患者感到局部酸、沉、脹，施術者感到針下沉緊時，留針拔罐，用閃火法將罐吸拔在針刺穴位上，10分鐘後起罐取針	每日1次

國醫大師解析隨症加穴

(胸悶氣喘不能臥) ⊕ (陰陵泉)

胸脅為氣機升降之道路，濕阻胸膈，氣機不暢則胸悶、氣喘，甚則喘不能臥。陰陵泉穴為脾經的合穴，可以起到健脾除濕的作用。

　　用閃火法將罐吸附在陰陵泉穴上，留罐 5 ～ 10 分鐘。

(頭暈目眩，納差乏力) ⊕ (脾俞)

脾氣不足，則脾失健運，出現納差乏力的表現。氣血化生不足則易致頭暈目眩。脾俞穴能增強脾胃的運化功能，使氣血化生有源，氣血充足則體健有活力。

　　用閃火法將罐吸附在脾俞穴上，留罐 5 ～ 10 分鐘。

(氣短神疲，驚悸不安) ⊕ (膽俞)

膽氣不足，或肝失疏泄，使膽之功能受到影響，出現氣短神疲、驚悸不安等表現。膽俞穴能補益心經和膽經的氣血，達到寧心益膽之功效。

　　用閃火法將罐吸附在膽俞穴上，留罐 5 ～ 10 分鐘。

(耳鳴腰酸，遺精盜汗) ⊕ (腎俞)

腎氣不足或腎精虧虛，易出現耳鳴、腰酸、遺精、盜汗等症狀，可選用具有補腎固本、護腎強腰作用的腎俞穴進行拔罐。

　　用閃火法將罐吸附在腎俞穴上，留罐 5 ～ 10 分鐘。

心絞痛

心絞痛是由於正氣虧虛，飲食、情志、寒邪等引起的痰濁、瘀血、氣滯、寒凝痹阻心脈所致。主要表現為膻中或左胸部發作性憋悶、疼痛，輕者偶發短暫輕微的胸部沉悶或隱痛，或為發作性膻中或左胸部含糊不清的不適感等。

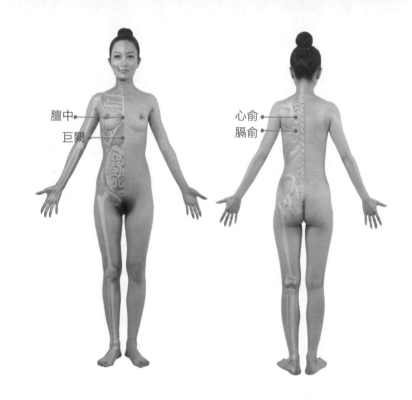

膻中
巨闕

心俞
膈俞

選穴及治療方法

留罐法		
所選穴位	治療方法	治療頻率
心俞、膈俞、膻中、巨闕	採取閃火法將罐吸附在穴位上，根據所拔罐的負壓大小及患者的皮膚情況留罐5～10分鐘	每日或隔日1次

國醫大師解析隨症加穴

(心痛徹背，形寒肢冷) ➕ (關元)

陽氣不足或為外寒所傷，不能發揮其溫煦作用，則見心痛徹背、形寒肢冷等症狀。關元穴能溫暖元陽，溫煦機體，使肢冷等症狀得到改善。

用閃火法將罐吸附在關元穴上，留罐 5 ～ 10 分鐘。

(形體肥胖，痰多氣短) ➕ (豐隆)

痰濕之人多肥胖，體內痰多，阻遏中氣，常伴氣短的表現。豐隆穴可調理體內津液的輸布，使水有所化，痰無所聚，從而達到化痰祛濕的功效。

用閃火法將罐吸附在豐隆穴上，留罐 5 ～ 10 分鐘。

(痛有定處，舌有瘀斑) ➕ (養老)

血瘀則舌有瘀斑，血瘀所致疼痛常表現為刺痛或痛有定處。養老穴有益血活血、舒筋通酪之效，有助於改善血瘀所引起的症狀。

用拔罐器將氣罐吸附在養老穴上，留罐 5 ～ 10 分鐘。

(胸悶氣短，倦怠乏力) ➕ (氣海)

氣不足則胸悶、氣短、倦怠乏力。氣海穴能培補元氣，使氣之推動作用得以正常發揮，推動血液的生成、運行，以及津液的生成、輸布和排泄，有助於人體正常生長、發育，為防病強身的重要穴位之一。

用閃火法將罐吸附在氣海穴上，留罐 5 ～ 10 分鐘。

| 胸悶 | 胸悶是一種自覺胸部悶脹及呼吸不暢的主觀感覺。輕者可能由心臟、肺的功能失調引起。嚴重者感覺不適，如巨石壓胸，甚至呼吸困難，為心肺二臟疾患引起，如冠心病、心肌供血不足或慢性支氣管炎、肺氣腫等。 |

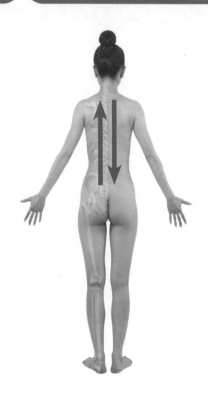

選穴及治療方法

走罐法		
所選穴位	治療方法	治療頻率
背部	在背部塗上適量的按摩乳或油膏，選擇大小適宜的玻璃罐，用閃火法將罐吸拔於背部（自大椎、大杼至腰骶部），然後來回走罐數次。走罐時手法宜輕，直至局部皮膚潮紅	每日或隔日1次

國醫大師解析隨症加穴

心悸氣短，神倦怯寒 ➕ 氣海

氣虛則氣之推動、溫煦作用減弱，表現為心悸、氣短、神倦、怯寒。氣海穴能益氣助陽，溫固下元，有效改善氣短、怯寒等症狀。

> 用閃火法將罐吸附在氣海穴上，留罐 5 ～ 10 分鐘。

胸部刺痛，固定不移 ➕ 厥陰俞

血瘀於胸膈致局部氣血運行不暢，出現胸部刺痛，痛處固定不移之症狀。厥陰俞穴又稱為心包俞穴，內應心包，能外泄心包之熱。在此穴拔罐對促進局部及心包氣血運行有一定的療效。

> 先用三棱針點刺厥陰俞穴數次，再用閃火法留罐 10 分鐘。

納少倦怠 ➕ 足三里

氣虛則倦怠、納少。足三里穴能扶正培元、升降氣機、補益正氣，使體內之氣充足而氣機調暢，氣之作用得以正常發揮。

> 用閃火法將罐吸附在足三里穴上，留罐 5 ～ 10 分鐘。

心胸悶痛，如刺如絞 ➕ 膈俞

胸膈氣機不利，氣滯血瘀則心胸悶痛，如刺如絞。膈俞穴有理氣寬胸、活血通脈之功效，可以防病祛病、保健養生。

> 用閃火法將罐吸附在膈俞穴上，沿膀胱經來回走罐數次。

神經衰弱

神經衰弱是一種以腦和軀體功能衰弱為主的神經症。神經衰弱主要表現為頭痛、頭暈、睡眠不佳、記憶力減退、疲憊無力等。神經衰弱的病因不明，但通常認為，是由於高級神經過度緊張後，神經活動處於相對疲乏的一種狀態。

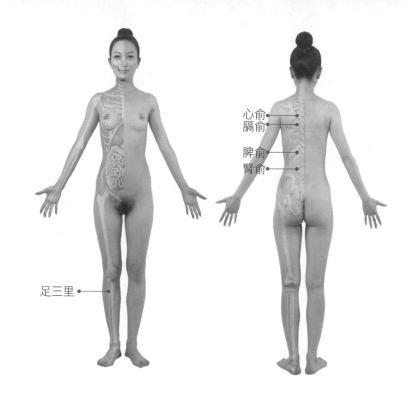

心俞
膈俞
脾俞
腎俞
足三里

選穴及治療方法

留罐法		
所選穴位	治療方法	治療頻率
心俞、膈俞、脾俞、腎俞、足三里	先用拇指指腹反覆用力揉按各穴位5次，再用閃火法將罐吸附在穴位上，留罐5～10分鐘	每3日1次

國醫大師解析隨症加穴

(精神恍惚，心神不寧) ➕ (內關)

心氣虛衰則心主神志的功能受到影響，出現精神恍惚、心神不寧等精神活動失常的表現。內關穴能寬胸理氣、活血通絡，在一定情況下可助心行血，為寧心安神之常用保健穴。

用閃火法將小號罐吸附在內關穴上，留罐 10 分鐘。

(胸脅脹滿，脘悶噯氣) ➕ (期門)

肝失疏泄，氣機升降失常，胸脅氣機阻遏則胸脅脹滿，脾胃氣機停滯則脘悶噯氣。期門穴為肝之募穴，能疏調肝膽氣機，理氣活血。肝之疏泄正常，氣機條達，則胸脅脹滿、脘悶噯氣等氣滯症狀得以緩解。

用拔罐器將氣罐吸附在期門穴上，留罐 10 分鐘。

(眩暈耳鳴，目乾畏光) ➕ (肝俞)

肝腎同源，肝腎不足則出現眩暈、耳鳴、目乾、畏光等症狀。肝俞穴調理肝腎、清肝明目，有效改善眼部不適及肝腎虧虛之症。

用閃火法將罐吸附在肝俞穴上，留罐 5 ～ 10 分鐘。

(多疑易驚，心悸膽怯) ➕ (膽俞)

膽氣虛弱則易致多疑易驚、心悸膽怯等症狀。膽俞穴為膽經經氣傳輸之處，具有疏肝解鬱、理氣止痛的作用，刺激膽俞穴對膽腑有很好的保養作用。

用閃火法將罐吸附在膽俞穴上，留罐 5 ～ 10 分鐘。

癲癇

癲癇，俗稱「羊角風」「羊癲風」，係多種原因引起的腦部神經元群陣發性異常放電所致的發作性運動、感覺、意識、精神、自主神經功能異常的一種疾病，具有突然性、反覆性的特點。

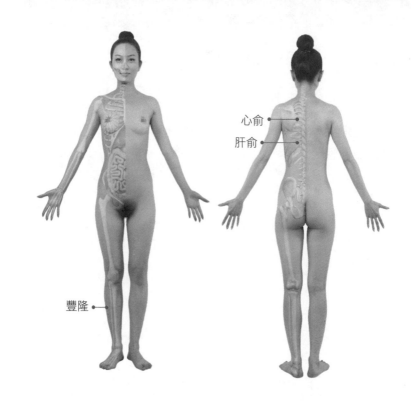

心俞
肝俞

豐隆

選穴及治療方法

刺絡拔罐法		
所選穴位	治療方法	治療頻率
心俞、肝俞、豐隆	用三棱針點刺每穴 3～5 下，然後用閃火法將罐吸拔在穴位上，留罐 5～10 分鐘	每日或隔日1 次

國醫大師解析隨症加穴

醒後頭痛如裂 ➕ 印堂

印堂穴能通經活絡、通竅止痛，為治療頭痛的常用保健穴，對改善氣血運行不暢引起的頭痛有較好的治療效果。

用閃火法將小號罐吸附在印堂穴上，留罐 5 ～ 10 分鐘。

急躁易怒，咳痰不爽 ➕ 太衝

太衝穴能平肝瀉熱，對肝氣不舒引起的急躁易怒有緩解作用。太衝穴還具有行氣理氣之功，用於調理氣機不暢所致的咳痰不爽。

用拔罐器將氣罐吸附在太衝穴上，留罐 10 分鐘。

頭部刺痛 ➕ 膈俞

頭部氣血瘀滯，則出現刺痛。膈俞穴有理氣寬胸、活血通脈之功效，使頭部氣血運行通暢而止疼痛。

用閃火法將罐吸附在膈俞穴上，留罐 5 ～ 10 分鐘。

腰膝酸軟，乏力 ➕ 腎俞

腎氣不足，則腰膝酸軟、乏力，腎俞穴能補益腎氣，助溫固下元，增強腎藏精的功能，使精血鞏固生命之根本。

用閃火法將罐吸附在腎俞穴上，留罐 5 ～ 10 分鐘。

中風

中風是由於正氣虧虛，飲食、情志、勞倦內傷等引起氣血逆亂，導致腦脈痹阻或血溢腦脈之外為基本病機，以突然昏仆、半身不遂、口舌歪斜、言語謇澀或不語、偏身麻木為主要臨床表現的病證。

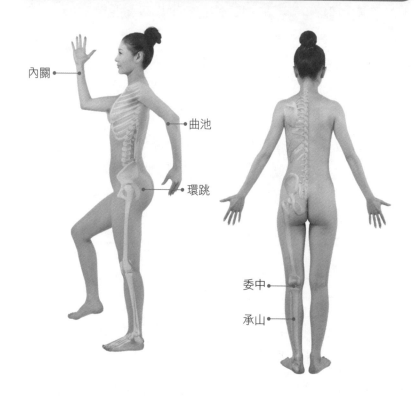

內關

曲池

環跳

委中

承山

選穴及治療方法

留罐法		
所選穴位	治療方法	治療頻率
環跳、承山	採取閃火法將罐吸附在穴位上，留罐 5 ～ 10 分鐘	每日 1 次
曲池、內關、委中	用拔罐器將罐吸附在穴位上，留罐 10 分鐘	每日 1 次

國醫大師解析隨症加穴

肢體軟弱，心悸自汗 ＋ 氣海

氣是維持人體生命活動的最基本物質，當體內之氣化生不足時，機體則會出現肢體軟弱、心悸、自汗等氣虛之表現。氣海穴能培補元氣，使氣之生理作用正常發揮。

用閃火法將罐吸附在氣海穴上，留罐 5 ～ 10 分鐘。

手足拘急，頭暈目眩 ＋ 豐隆

痰濕阻滯經絡，氣血運行不暢，出現手足拘急、頭暈目眩之症。豐隆穴具有健脾化痰的功效，在豐隆穴拔罐能改善脾臟功能，調理人體的津液輸布，使水有所化，痰無所聚。

用閃火法將罐吸附在豐隆穴上，留罐 5 ～ 10 分鐘。

頭痛易怒，便秘尿黃 ＋ 太谿

對於虛火引起的頭痛易怒、便秘尿黃，可選擇太谿穴進行拔罐，以達到滋腎陰、降虛火的目的，使症狀得到減輕。

用拔罐器將氣罐吸附在太谿穴上，留罐 10 分鐘。

下肢不遂 ＋ 陽陵泉

陽陵泉穴是筋之會穴，為筋氣聚會之處。刺激此穴可疏肝利膽、舒筋活絡、解痙止痛，幫助患者改善下肢不遂，恢復腰膝強健的狀態。

用閃火法將罐吸附在陽陵泉穴上，留罐 5 ～ 10 分鐘。

高血壓

高血壓病是以動脈血壓升高為主要臨床表現的慢性全身性血管性疾病。連續三次不同日血壓值高於140/90毫米汞柱即可診斷為高血壓。本病多因精神過度緊張、飲酒過度、嗜食肥甘厚味等所致。

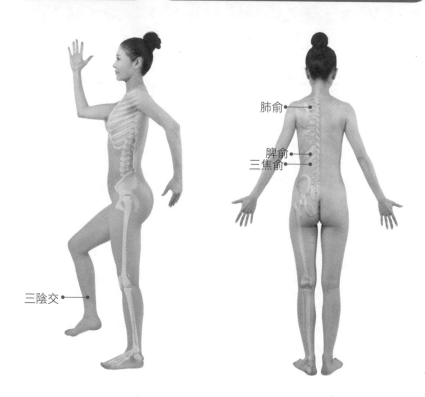

肺俞
脾俞
三焦俞
三陰交

選穴及治療方法

留罐法		
所選穴位	治療方法	治療頻率
肺俞、脾俞、三焦俞	採取閃火法將罐吸附在穴位上，留罐5～10分鐘	每日1次
三陰交	用拔罐器將罐吸附在穴位上，留罐10分鐘	每日1次

國醫大師解析隨症加穴

(面紅目赤) ➕ (曲池)

氣血得熱則行，熱盛而血脈充盈，血色上榮，故面紅目赤。曲池穴有清熱和營的功效，可在此穴進行拔罐發揮其清熱作用。

> 用閃火法將罐吸附在曲池穴上，留罐 5 ～ 10 分鐘。

(胸脅脹痛) ➕ (太衝)

肝主升發，喜條達，如果肝氣升發不及，鬱結不舒，就會出現胸脅脹痛等症狀。太衝穴為肝經之俞穴、原穴，刺激該穴可疏肝理氣，通調三焦，使人心平氣和，養護肝臟健康。

> 用拔罐器將氣罐吸附在太衝穴上，留罐 5 ～ 10 分鐘。

(身熱不寧，心煩失眠) ➕ (內關)

內關穴有寧心安神理氣的功效，常用於治療暈車、心痛、心悸、失眠等病症。在此穴拔罐，對身熱不寧、心煩失眠等症狀有一定的療效。

> 用拔罐器將氣罐吸附在內關穴上，留罐 10 分鐘。

(頭暈目眩，煩躁易怒) ➕ (太谿)

肝氣升發太過時，常會出現頭暈目眩、煩躁易怒等症狀。可選用太谿穴拔罐以泄肝火，調節肝臟疏泄功能，使之恢復正常。

> 用拔罐器將氣罐吸附在太谿穴上，留罐 10 分鐘。

低血壓

低血壓的診斷標準為血壓值低於 90/60 毫米汞柱。早期症狀為頭痛,多表現為隱痛,也可呈劇烈的搏動性疼痛或麻木性疼痛,兩眼發黑、眩暈。晚期症狀為失神,甚至暈厥倒地,常在突然改變體位,尤其是由蹲位突然起立時最易發生。

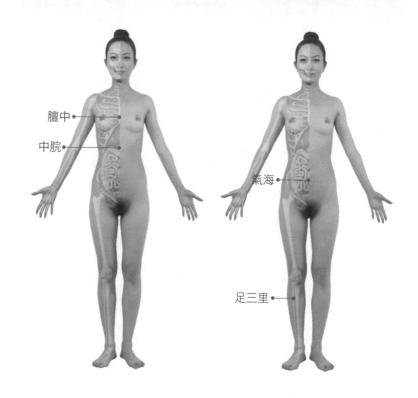

膻中
中脘
氣海
足三里

選穴及治療方法

留罐法		
所選穴位	治療方法	治療頻率
中脘、氣海	採取閃火法將罐吸附在穴位上,留罐 5 ～ 10 分鐘	每日 1 次
膻中、足三里	用拔罐器將罐吸附在穴位上,留罐 10 分鐘	每日 1 次

國醫大師解析隨症加穴

畏寒肢冷，少氣懶言 ➕ 命門

命門之火為人身陽氣之根本，當命門火衰時，其對機體各臟腑組織的推動、溫煦作用會減弱，從而出現畏寒肢冷、少氣懶言的症狀。在命門穴拔罐，可以培元固本、溫腎助陽，使命門之火旺盛，增強其對機體的溫煦作用。

> 用投火法將罐吸附在命門穴上，留罐 5 ～ 10 分鐘。

頭暈眼花，耳鳴耳聾 ➕ 腎俞

腎氣虛衰，氣血不能上營於頭部，而致頭暈眼花、耳鳴耳聾，治當益腎助陽。透過在腎俞穴進行拔罐來調理腎氣，補腎培元。

> 用投火法將罐吸附在命門穴上，留罐 5 ～ 10 分鐘。

胸悶，心慌 ➕ 心俞

心氣不足，則無力推動血液循環，易致胸悶、心慌等症，可選用具有調補心氣、益氣養血作用的心俞穴進行拔罐，以改善上焦血液循環，使上焦氣血運行通暢。

> 用閃火法將罐吸附在心俞穴上，留罐 5 ～ 10 分鐘。

面色不華，納差 ➕ 脾俞

脾氣不足，脾失健運，則納差，此外脾主生血的生理功能還會受到影響。血液虧虛，血不能上榮於面，進而出現面色不華。脾俞穴能健脾和胃，調補脾臟氣血，從而調補全身氣血。

> 用閃火法將罐吸附在脾俞穴上，留罐 5 ～ 10 分鐘。

高血脂症

血液中脂類含量超過正常值稱為高血脂症。其臨床特徵為反覆發作的腹痛，有時伴有發熱，可出現黃色瘤。在皮膚、黏膜出現黃色丘疹稱為疹型黃色瘤；發生於眼瞼部稱為瞼黃色瘤；發生於跟肌腱、膝肌腱等處稱為肌腱黃色瘤。

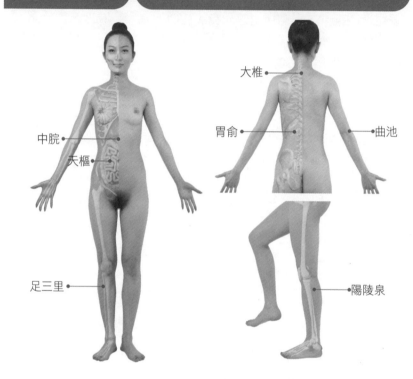

選穴及治療方法

留罐法、針罐法		
所選穴位	治療方法	治療頻率
大椎、胃俞、陽陵泉、曲池	採取閃火法將罐吸附在穴位上，留罐 5～10 分鐘	每日 1 次
中脘、天樞、足三里	將毫針快速刺入穴位皮下，輕捻緩進，待有得針感後，留針拔罐，用閃火法將罐吸拔在穴位上，10 分鐘後起罐取針	每日 1 次

國醫大師解析隨症加穴

脅肋疼痛，噁心厭油 ➕ 肝俞

肝氣不舒，氣機阻遏於脅肋則脅肋疼痛；協調脾胃氣機升降的作用失常則噁心厭油。肝俞穴能疏肝和胃，調理肝臟與脾胃功能。

> 用閃火法將罐吸附在肝俞穴上，留罐 5 ～ 10 分鐘。

脅痛綿綿，頭暈目眩 ➕ 三陰交

三陰交穴有益肝腎、理氣血的功效，對肝腎不足、肝血生化無源，無以滋養脅肋，氣血不能上達頭面而引起的脅痛綿綿、頭暈目眩等症狀均有調養作用。

> 用閃火法將罐吸附在三陰交穴上，留罐 5 ～ 10 分鐘。

體胖肢倦，食慾不佳 ➕ 脾俞

脾主運化水穀和水濕，當脾失健運時，易出現食慾不佳等症狀；脾失健運時，其運化水濕的功能也會失常，導致水液在體內停滯，產生水濕，甚至水腫，出現體胖、肢倦的症狀。脾俞穴能健脾利濕，促進脾胃消化功能及脾運化水濕的功能。

> 用閃火法將罐吸附在脾俞穴上，沿膀胱經來回走罐數次，
> 再留罐 5 分鐘。

痰多，脘痞嘔噁 ➕ 豐隆

痰濕停滯於中焦，易阻遏氣機，使脾胃氣機升降失調，出現痰多、脘痞嘔噁之症。豐隆穴具有健脾化痰的功效，在豐隆穴拔罐能改善脾臟功能，調理人體的津液輸布，使水有所化，痰無所聚。

> 用閃火法將罐吸附在豐隆穴上，留罐 5 ～ 10 分鐘。

冠心病

冠心病的全稱是冠狀動脈粥樣硬化性心臟病，是指冠狀動脈粥樣硬化導致的心肌缺血、缺氧而引起的心臟病。冠心病可分為心絞痛型冠心病、心肌梗塞型冠心病、隱匿型冠心病、心肌纖維化型冠心病、猝死型冠心病。

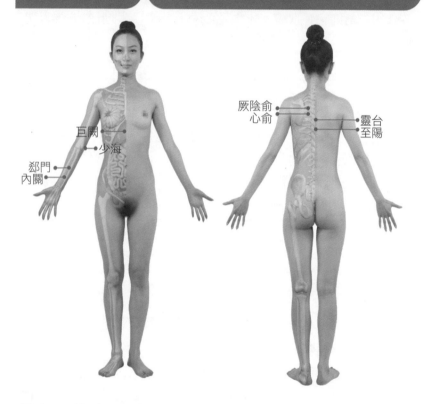

厥陰俞
心俞
靈台
至陽
巨闕
少海
郄門
內關

選穴及治療方法

針罐法		
所選穴位	治療方法	治療頻率
心俞、厥陰俞、靈台、至陽	將毫針快速刺入穴位皮下，待有針感後，留針10分鐘後起針，再用閃火法將罐吸拔在穴位上，留罐5～10分鐘。兩組穴位交替進行	每日1次
巨闕、內關、郄門、少海		

國醫大師解析隨症加穴

胸悶氣喘 ＋ 中府

肺主氣，調節氣的升降出入運動，使全身的氣機調暢。當肺調節氣機之功能失常時，其宣發不及，則氣鬱胸中，出現胸悶、氣喘的症狀。中府穴能調理肺臟氣機，使肺發揮正常的宣降作用。

> 用拔罐器將氣罐吸附在中府穴上，留罐 10 分鐘。

頭暈目眩，乏力便溏 ＋ 脾俞

脾失健運，水濕上泛頭目而致頭暈目眩；運化水穀失常，則乏力、便溏。當選用具有健脾利濕的脾俞穴進行拔罐。

> 用閃火法將罐吸附在脾俞穴上，留罐 5 ～ 10 分鐘。

畏寒肢冷，腰膝酸軟 ＋ 命門

命門之火為人身陽氣之根本，當命門火衰時，其對機體各臟腑組織的推動、溫煦作用會減弱，從而出現畏寒肢冷、腰膝酸軟的症狀。在命門穴拔罐，可以培元固本、溫腎助陽，使命門之火旺盛，增強其對機體的溫煦作用。

> 用拔罐器將氣罐吸附在命門穴上，留罐 5 ～ 10 分鐘。

神疲倦怠，納食不佳 ＋ 足三里

當脾胃功能失常時，則會出現神疲倦怠、納食不佳等症狀。足三里是足陽明胃經合穴，可和胃健脾、補養氣血，可在此穴進行拔罐以調補脾胃。

> 用拔罐器將氣罐吸附在足三里穴上，留罐 5 ～ 10 分鐘。

糖尿病

中醫稱為消渴病，其典型症狀為「三多一少」：多尿，指尿量和排尿的次數都有所增加，尿液泡沫多，尿漬發白、發黏；多飲，口渴而思飲；多食，飲食次數和進食量都明顯增多；消瘦，體重迅速減輕也是糖尿病的主要症狀。

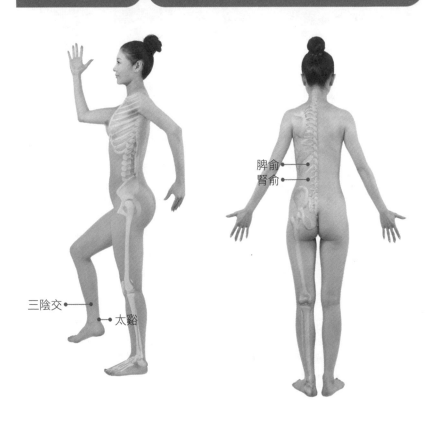

脾俞
腎俞

三陰交
太谿

選穴及治療方法

留罐法		
所選穴位	治療方法	治療頻率
脾俞、腎俞	採取閃火法將罐吸附在穴位上，留罐 5 ～ 10 分鐘	每日 1 次
三陰交、太谿	用拔罐器將罐吸附在穴位上，留罐 10 分鐘	每日 1 次

國醫大師解析隨症加穴

煩渴多飲，口乾舌燥 ➕ 肺俞

肺的宣發和肅降對體內水液輸布、運行和排泄起著疏通和調節作用。當肺的宣降功能失調時，則易出現煩渴多飲、口乾舌燥的表現。肺俞穴具有宣肺潤肺、生津止渴的功效。

用閃火法將罐吸附在肺俞穴上，留罐 5 ～ 10 分鐘。

多食善饑，大便乾燥 ➕ 胃俞

胃火過盛時，胃的腐熟水穀功能亢進，易致多食善饑、大便乾燥。胃俞穴能清胃瀉火、和中養陰、調和腸胃，有助於改善以上症狀。

用閃火法將罐吸附在胃俞穴上，留罐 5 ～ 10 分鐘。

四肢欠溫 ➕ 關元

人體的體溫，需要氣的溫煦作用來維持。氣的溫煦作用是由激發和推動各臟腑器官生理功能，促進機體的新陳代謝來實現的。氣虛而溫煦作用減弱，則可出現四肢欠溫等寒性病理變化。關元穴具有培補元氣、理氣和血的功效。

用閃火法將罐吸附在關元穴上，留罐 5 ～ 10 分鐘。

尿濁尿甜，皮膚瘙癢 ➕ 復溜

腎臟主持和調節水液代謝，腎臟的氣化作用將各臟腑組織代謝利用後的濁液排出體外。當腎陰不足時，會出現尿濁尿甜、皮膚瘙癢等症狀。復溜穴為治療津液失調的要穴，有補腎益陰、溫陽利水的功效。

用閃火法將罐吸附在復溜穴上，留罐 10 分鐘。

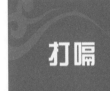

中醫稱為「呃逆」，以喉間呃呃連聲，聲短而頻，令人不能自止為主症。打嗝的病因有飲食不當、情志不遂、脾胃虛弱等。打嗝的病位在膈，病變關鍵臟腑為胃，並與肺、肝、腎有關。產生打嗝的主要病機為胃氣上逆動膈。

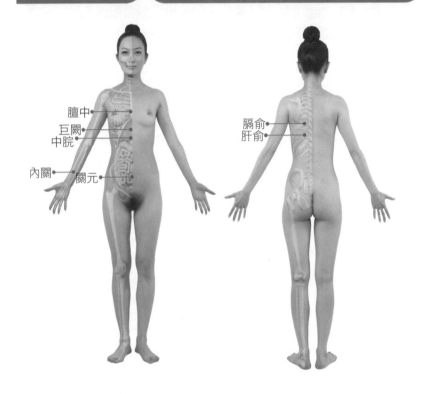

選穴及治療方法

留罐法		
所選穴位	治療方法	治療頻率
膈俞、肝俞、中脘	採取閃火法將罐吸附在穴位上，留罐 5 ～ 10 分鐘	每日 1 次
膻中、巨闕、關元、內關	用拔罐器將罐吸附在穴位上，留罐 10 分鐘	每日 1 次

國醫大師解析隨症加穴

(嗝聲沉緩有力) ✚ (建里)

寒氣蘊蓄於胃，胃失和降，胃氣上逆而致嗝聲沉緩有力，可選擇在建里穴拔罐，以和胃健脾、通降腑氣。

> 用閃火法將罐吸附在建里穴上，留罐 5 ～ 10 分鐘。

(大便秘結，腸鳴腹脹) ✚ (天樞)

氣機鬱滯，脾傷氣結，導致腑氣鬱滯，通降失常，大便乾燥秘結、腸鳴腹脹。天樞穴能理氣健脾，調理腸胃，對治療便秘、消化不良、腹瀉等病症均有一定療效。

> 用閃火法將罐吸附在天樞穴上，留罐 5 ～ 10 分鐘。

(胸脅滿悶，噯氣納減) ✚ (期門)

肝氣升發不及，鬱結不舒，就會出現胸脅滿悶症狀，脾胃消化吸收功能也會受到影響，脾胃氣機升降失常，出現噯氣、納減等症狀。期門穴具有疏肝健脾、理氣活血的功效，能調理肝、脾、胃功能，使之達到平衡狀態。

> 用拔罐器將氣罐吸附在期門穴上，留罐 10 分鐘。

(嗝聲洪亮，口臭煩渴) ✚ (內庭)

胃熱內生，腑氣不行，胃失和降，胃氣上逆動膈，則出現嗝聲洪亮、口臭煩渴症狀。選擇在內庭穴拔罐，能清胃瀉火、理氣降逆。

> 用拔罐器將氣罐吸附在內庭穴上，留罐 10 分鐘。

嘔吐

嘔吐是由於胃失和降、胃氣上逆所致的以飲食、痰涎等胃內之物從胃中上湧，自口而出的一種病症。飲食不節、情志不遂、寒暖失宜以及聞及不良氣味等，皆可誘發嘔吐，或使嘔吐加重。嘔吐常伴有噁心厭食、胸脘痞悶不舒等症。

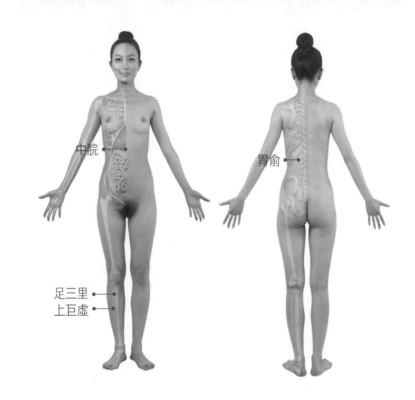

中脘

胃俞

足三里
上巨虛

選穴及治療方法

留罐法		
所選穴位	治療方法	治療頻率
胃俞、中脘	採取閃火法將罐吸附在穴位上，留罐 5 ～ 10 分鐘	每日 1 次
足三里、上巨虛	用拔罐器將罐吸附在穴位上，留罐 10 分鐘	每日 1 次

國醫大師解析隨症加穴

(嘔吐量多，伴惡寒發熱) ✚ (外關)

　　風熱之邪犯胃，致胃失和降，胃氣上逆而發嘔吐時，常表現為嘔吐量多，伴惡寒發熱。治療時可以選用外關穴進行拔罐，以清熱解表、袪火通酪。

　　　用拔罐器將氣罐吸附在外關穴上，留罐 5 ～ 10 分鐘。

(呃逆不止) ✚ (天突)

　　肺氣、胃氣同主降，若肺胃之氣逆，皆可使膈間氣機不暢，逆氣上出於喉間，而致呃逆不止。可在天突穴進行拔罐，以順氣解鬱、降逆止呃。

　　　用拔罐器將氣罐吸附在天突穴上，留罐 5 ～ 10 分鐘。

(脘悶納差，嘔吐痰涎) ✚ (豐隆)

　　脘悶納差、嘔吐痰涎，多為痰飲停胃，當痰飲之邪隨胃氣上逆之時，常發生嘔吐。選用豐隆穴進行拔罐，能健脾袪濕、化痰止嘔。

　　　用閃火法將罐吸附在豐隆穴上，留罐 5 ～ 10 分鐘。

(嘔吐酸苦熱臭) ✚ (內庭)

　　胃火上犯，則嘔吐酸苦熱臭。內庭穴能清熱解毒、瀉諸火，使胃內之火得瀉而止嘔。

　　　用拔罐器將氣罐吸附在內庭穴上，留罐 5 ～ 10 分鐘。

消化不良

消化不良是指具有上腹痛、上腹脹、噯氣、食慾不振、噁心、嘔吐等不適症狀，經檢查排除引起上述症狀的器質性疾病的一組臨床綜合徵，主要是由胃動力障礙所引起的。長期消化不良易導致腸內平衡紊亂，出現腹瀉、便秘、腹痛等症狀。

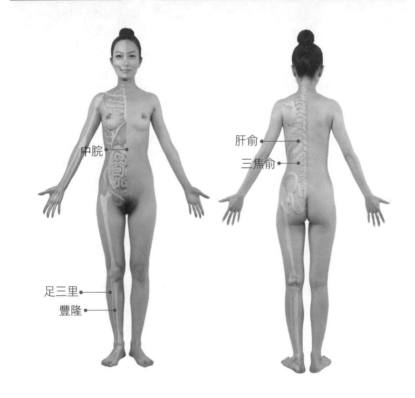

中脘

肝俞

三焦俞

足三里

豐隆

選穴及治療方法

留罐法		
所選穴位	治療方法	治療頻率
肝俞、三焦俞、中脘	採取閃火法將罐吸附在穴位上，留罐 5～10 分鐘	每日 1 次
豐隆、足三里	用拔罐器將罐吸附在穴位上，留罐 10 分鐘	每日 1 次

國醫大師解析隨症加穴

(噁心嘔吐) ➕ (內關)

消化不良常伴隨噁心嘔吐等症狀。噁心嘔吐多為胃氣上逆所致，內關穴為止嘔要穴，功擅理氣降逆，對緩解嘔吐、暈車等症皆有效。

用閃火法將小號罐吸附在內關穴上，留罐 5～10 分鐘。

(煩躁不安) ➕ (心俞)

胃中之氣上逆，氣機阻滯，阻於胸膈，則易引起煩躁不安。選用心俞穴進行拔罐，能寬胸理氣、通絡安神。

用閃火法將罐吸附在心俞穴上，留罐 5～10 分鐘。

(腹痛脹滿，小便黃如米泔) ➕ (胃俞)

胃中氣機逆亂，不能腐熟胃中水穀，則腹痛脹滿、小便黃如米泔。可在胃俞穴進行拔罐，以健脾助運、和胃降逆。

用閃火法將罐吸附在胃俞穴上，留罐 5～10 分鐘。

(面色萎黃，大便稀塘) ➕ (脾俞)

脾氣虛弱，脾失健運，則氣血化生無源，氣血不足則面色萎黃、大便稀塘。脾俞穴能健脾和胃，調理脾胃功能，促進營養物質消化吸收。

用閃火法將罐吸附在脾俞穴上，留罐 5～10 分鐘。

胃痛

胃痛是由於胃氣阻滯，胃絡瘀阻，胃失所養，不通則痛導致的以上腹胃脘部疼痛為主症的一種脾胃病症。其疼痛的性質表現為脹痛、隱痛、刺痛、灼痛、悶痛、絞痛等，可有壓痛，按之其痛或增或減，但無反跳痛。

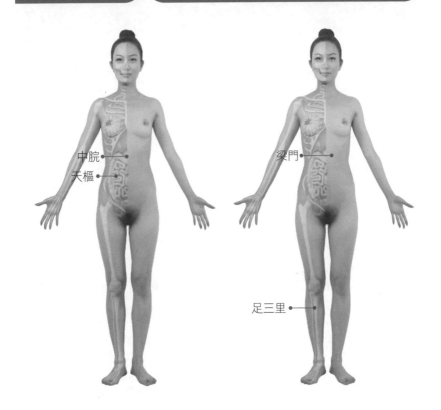

中脘
天樞
梁門
足三里

選穴及治療方法

針罐法		
所選穴位	治療方法	治療頻率
中脘、天樞、梁門、足三里	將毫針快速刺入穴位皮下，待有得針感後，立即用閃火法將罐吸拔在穴位上，留罐5～10分鐘後起罐取針	每日1次

國醫大師解析隨症加穴

(食後痛甚，嘔血便黑) ➕ (膈俞)

氣滯日久，血行瘀滯，或久痛入絡，胃絡受阻，或胃出血後，離經之血未除，以致瘀血內停，胃絡阻滯不通，均可引起瘀血胃痛，可表現為食後痛甚、嘔血便黑。膈俞穴能理氣寬胸、活血通脈，加速胃部血液流通，緩解胃部之血瘀症狀。

> 用閃火法將罐吸附在膈俞穴上，留罐 5 ～ 10 分鐘。

(胃脘脹滿，頻繁噯氣) ➕ (胃俞)

胃氣虛弱，中焦虛寒，致使胃失溫養，發生胃痛或胃脘脹滿、頻繁噯氣等症狀。胃俞穴能和胃健脾，強健脾胃功能，使胃痛得以緩解，胃脹、噯氣得以消減。

> 用閃火法將罐吸附在胃俞穴上，留罐 5 ～ 10 分鐘。

(大便塘薄，神疲乏力) ➕ (氣海)

中氣不足，脾胃功能虛弱，運化水穀功能減弱，則出現大便塘薄、神疲乏力等症狀。氣海穴為先天元氣之海，有培補元氣之功，能調補中氣，強健脾胃功能。

> 用閃火法將罐吸附在氣海穴上，留罐 5 ～ 10 分鐘。

(脘痛連脅，心煩易怒) ➕ (太衝)

肝失疏泄，肝鬱氣滯，橫逆犯胃，以致胃氣失和，胃氣阻滯，即可發為胃痛，常表現為脘痛連脅、心煩易怒等症狀。太衝穴疏肝養血，肝氣條達，則脾胃之受納運化、中焦氣機之升降皆得以正常運行。

> 用拔罐器將氣罐吸附在太衝穴上，留罐 5 ～ 10 分鐘。

胃下垂

胃下垂是直立時胃下緣位於髂嵴連線以下5公分，或胃小彎弧線最低點降到髂嵴連線以下的位置，同時伴有胃的排空功能障礙的疾病。其臨床表現為腹脹、噁心、噯氣、胃痛，偶有便秘、腹瀉。可伴有眩暈、乏力、體位性低血壓、昏厥等症狀。

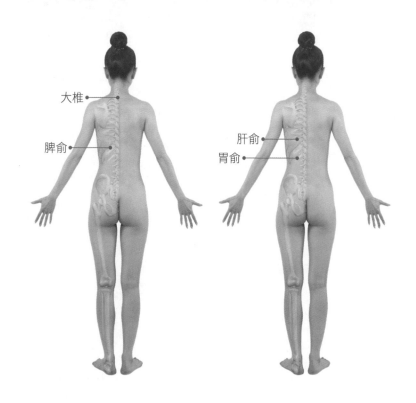

大椎
脾俞
肝俞
胃俞

選穴及治療方法

留罐法		
所選穴位	治療方法	治療頻率
大椎、胃俞、脾俞、肝俞	採取閃火法將罐吸附在穴位上，留罐5～10分鐘	每日1次

國醫大師解析隨症加穴

(嘈雜噯氣，噁心嘔吐) ➕ (內關)

中氣下降，胃氣升降失常，則胃中嘈雜、噯氣、噁心、嘔吐。選用內關穴進行拔罐，能寬胸利膈、理氣止嘔。

用拔罐器將氣罐吸附在內關穴上，留罐 10 分鐘。

(畏寒喜暖，得溫痛減) ➕ (關元)

元氣不足，氣之溫煦作用減弱，機體代謝功能也隨之減弱，則出現畏寒喜暖、得溫痛減的表現。選用關元穴進行拔罐，能培補元氣、理氣和血，調理中焦之氣。

用閃火法將罐吸附在關元穴上，留罐 5 ～ 10 分鐘。

(脘腹脹滿，煩悶不舒) ➕ (三陰交)

脾氣不足，肝氣不舒，則脘腹脹滿、煩悶不舒。選用三陰交穴進行拔罐，可以益氣健脾、調養肝腎，使脾氣健運，運化能力如常，肝之疏泄功能也隨之正常。

用閃火法將罐吸附在三陰交穴上，留罐 5 ～ 10 分鐘。

(面色萎黃，不思飲食) ➕ (足三里)

脾胃虛弱，其運化水穀之功能失常，會出現面色萎黃、不思飲食之症狀。足三里是足陽明胃經合穴，可和胃健脾、補養氣血，可在此穴進行拔罐以調補脾胃。

用拔罐器將氣罐吸附在足三里穴上，留罐 5 ～ 10 分鐘。

消化性潰瘍

消化性潰瘍即胃、十二指腸潰瘍，本病的症狀輕重不一，輕者可無症狀，重者以長期性、週期性和節律性中上腹痛為主，同時可伴有唾液分泌增多、反胃、吐酸水、噯氣、噁心、嘔吐、失眠、緩脈及多汗等症狀。

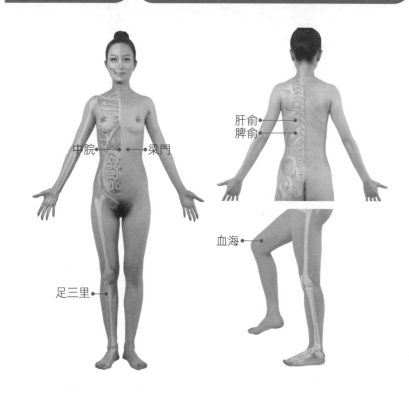

肝俞
脾俞
中脘———梁門
血海
足三里

選穴及治療方法

留罐法		
所選穴位	治療方法	治療頻率
中脘、梁門、肝俞、脾俞、血海	採取閃火法將罐吸附在穴位上，留罐 5～10 分鐘	每日 1 次
足三里	用拔罐器將罐吸附在穴位上，留罐 10 分鐘	每日 1 次

國醫大師解析隨症加穴

腹中刺痛，痛處不移 ✚ 膈俞

　　氣滯日久，血行瘀滯，中焦受阻，或胃出血後，離經之血未除，以致瘀血內停，中焦血絡阻滯不通，可出現瘀血症狀，常表現為腹中刺痛，痛處不移。膈俞穴能理氣寬胸、活血通脈，加速血液流通，緩解血瘀症狀。

　　用閃火法將罐吸附在膈俞穴上，留罐 5 ～ 10 分鐘。

四肢不溫，冷汗淋漓 ✚ 命門

　　命門之火為人身陽氣之根本。當命門火衰時，其對機體各臟腑組織的推動、溫煦作用會減弱，從而出現四肢不溫、冷汗淋漓的症狀。選用命門穴進行拔罐，可以培元固本、溫腎助陽，使命門之火旺盛，增強其對機體的溫煦作用。

　　用投火法將罐吸附在命門穴上，留罐 5 ～ 10 分鐘。

噯氣，嘔吐 ✚ 合谷

　　胃熱火鬱，胃氣升降功能受阻，則出現噯氣、嘔吐之症。合谷穴能清熱理氣，改善脾胃功能，還能調節內分泌，平衡免疫系統。

　　用拔罐器將氣罐吸附在合谷穴上，留罐 5 ～ 10 分鐘。

腹痛灼熱，得涼痛減 ✚ 陰陵泉

　　熱結於腸，腑氣不通，氣機阻滯，則發為腹痛，常表現為腹痛灼熱，得涼痛減。陰陵泉穴能清利濕熱、健脾理氣，調節脾胃濕熱。

　　用閃火法將罐吸附在陰陵泉穴上，留罐 5 ～ 10 分鐘。

慢性膽囊炎

慢性膽囊炎是由急性或亞急性膽囊炎反覆發作，或長期存在的膽囊結石所致的膽囊功能異常。慢性膽囊炎表現為反覆發作且輕重不一的腹脹，右上腹及上腹不適或疼痛，常放射至右肩背，伴噯氣、泛酸等症狀，進食油膩食物後症狀加劇。

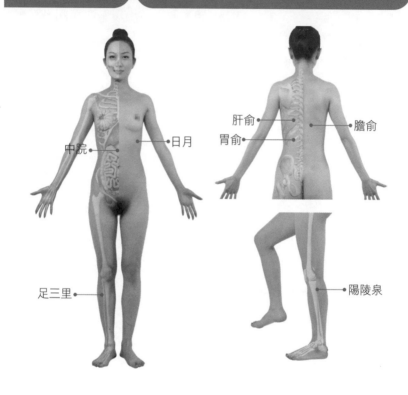

肝俞
胃俞
膽俞
中脘
日月
足三里
陽陵泉

選穴及治療方法

留罐法、針罐法		
所選穴位	治療方法	治療頻率
中脘、日月、陽陵泉、足三里	採取閃火法將罐吸附在穴位上，留罐5～10分鐘	每日1次
肝俞、膽俞、胃俞	將毫針刺入穴位中，得氣後留針，用閃火法將罐吸拔在留針的穴位上，留罐5～10分鐘後起罐取針	每日1次

國醫大師解析隨症加穴

（泛惡嘔逆，口苦咽乾）➕（章門）

肝之疏泄功能失常，累及膽腑，氣機鬱滯，或鬱而化火，肝氣犯胃，膽液通達降泄失常，則出現泛惡嘔逆、口苦咽乾等症狀。章門穴有疏肝健脾、理氣散結之功效，透過刺激此穴可緩解以上症狀。

> 用閃火法將小號罐吸附在章門穴上，留罐5～10分鐘。

（口苦，尿赤）➕（陰陵泉）

邪熱外襲，或感受濕邪化熱，或濕熱內侵，蘊結膽腑，氣機鬱滯，膽液通降失常而為之鬱滯，則出現口苦、尿赤等症狀。陰陵泉穴能清利濕熱、健脾理氣。

> 用閃火法將小號罐吸附在陰陵泉穴上，留罐5～10分鐘。

（脅肋隱痛，頭暈目眩）➕（太谿）

肝氣升發太過時，常會出現頭暈目眩、脅肋隱痛等症狀，可選用太谿穴拔罐以泄肝火，調節肝臟疏泄功能，使之恢復正常。

> 用拔罐器將氣罐吸附在太谿穴上，留罐10分鐘。

（情志不舒，善太息）➕（太衝）

肝臟疏泄失常，導致情志不舒、善太息。在太衝穴進行拔罐，可疏肝理氣，通調三焦，使人心平氣和，養護肝臟健康，遠離疾病困擾。

> 用拔罐器將氣罐吸附在太衝穴上，留罐5～10分鐘。

脂肪肝

脂肪肝是指由於各種原因引起的肝細胞內脂肪堆積過多的病變。輕度脂肪肝無臨床症狀，容易被忽視。中度脂肪肝有類似慢性肝炎的表現，可見食慾差、乏力、噁心等，肝臟輕度腫大，少數患者可見脾腫大和肝掌。

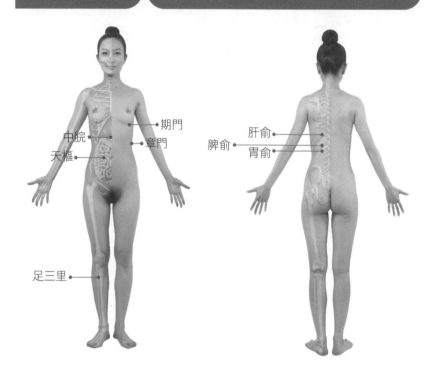

期門
中脘
章門
天樞
脾俞
肝俞
胃俞
足三里

選穴及治療方法

留罐法、閃罐法		
所選穴位	治療方法	治療頻率
肝俞、脾俞、胃俞、期門、足三里	採取閃火法將罐吸附在穴位上，留罐 5～10 分鐘	每日 1 次
中脘、章門、天樞	用閃火法將罐吸拔於穴位上，然後將罐立即取下，再次吸拔於穴位上，如此反覆多次至皮膚潮紅為度	每日 1 次

國醫大師解析隨症加穴

脅痛如刺，痛處不移 ⊕ 膈俞

氣滯日久，血行瘀滯，瘀血內停，肝臟血絡阻滯不通，可出現瘀血症狀，常表現為脅痛如刺，痛處不移。膈俞穴能理氣寬胸、活血通脈，加速血液流通，緩解血瘀症狀。

用閃火法將罐吸附在膈俞穴上，留罐 5 ～ 10 分鐘。

噁心，嘔吐，口苦 ⊕ 豐隆

痰濕停滯於中焦，易阻遏氣機，使脾胃氣機升降失調，出現噁心、嘔吐、口苦的症狀。豐隆穴具有健脾化痰的功效，在豐隆穴拔罐能改善脾臟功能，調理人體的津液輸布，使水有所化，痰無所聚。

用閃火法將罐吸附在豐隆穴上，留罐 5 ～ 10 分鐘。

脅痛綿綿，頭暈目眩 ⊕ 三陰交

三陰交穴有益肝腎、理氣血的功效，對肝腎不足，肝血生化無源，無以滋養脅肋，氣血不能上達頭面而引起的脅痛綿綿、頭暈目眩等症狀均有調養作用。

用閃火法將罐吸附在三陰交穴上，留罐 5 ～ 10 分鐘。

情志不舒，胸悶氣短 ⊕ 太衝

肝臟疏泄失常，導致情志不舒、胸悶氣短。在太衝穴進行拔罐，可疏肝理氣，通調三焦，使人心平氣和，養護肝臟健康，遠離疾病困擾。

用拔罐器將氣罐吸附在太衝穴上，留罐 5 ～ 10 分鐘。

腹脹

腹脹，即腹部脹大或脹滿不適，並且常伴有相關的症狀，如嘔吐、腹痛、腹瀉、噯氣、便秘等。腹脹多由脾胃虛弱或肝胃氣滯導致氣機升降失常，濁氣上逆所致。

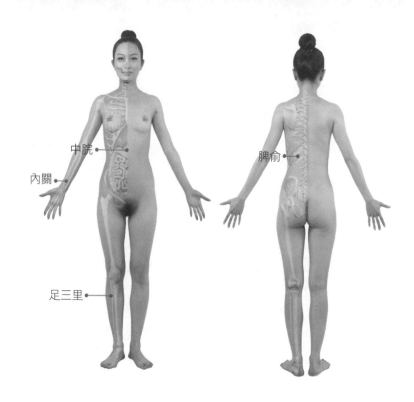

選穴及治療方法

留罐法		
所選穴位	治療方法	治療頻率
中脘、脾俞	採取閃火法將罐吸附在穴位上，留罐 5～10 分鐘	每日 1 次
內關、足三里	用拔罐器將罐吸附在穴位上，留罐 10 分鐘	每日 1 次

國醫大師解析隨症加穴

大便塘薄，神疲乏力 ＋ 氣海

中氣不足，脾胃功能虛弱，運化水穀功能減弱，則出現大便塘薄、神疲乏力等症狀。氣海穴為先天元氣之海，有培補元氣之功，能調補中氣，強健脾胃功能。

用閃火法將罐吸附在氣海穴上，留罐 5 ～ 10 分鐘。

噯腐吞酸，矢氣後脹減 ＋ 天樞

氣機鬱滯，脾傷氣結，導致腑氣鬱滯，通降失常，則噯腐吞酸，矢氣後脹減。天樞穴能理氣健脾，調理腸胃，對治療便秘、消化不良、腹瀉、腹脹等病症均有一定療效。

用閃火法將罐吸附在天樞穴上，留罐 5 ～ 10 分鐘。

大便乾結，口臭 ＋ 合谷

胃熱火鬱，胃氣升降功能受阻，傳導失職，則出現大便乾結、口臭的症狀。合谷穴能清熱理氣，改善脾胃功能，還能調節內分泌，平衡免疫系統。

用拔罐器將氣罐吸附在合谷穴上，留罐 5 ～ 10 分鐘。

噯氣食少，胸脅脹悶 ＋ 肝俞

肝失疏泄，上犯胃土，可出現胸脅脹悶之肝氣鬱結症狀，還可出現胃氣不降的噯氣、食少等肝胃不和症狀。在肝俞穴拔罐能疏肝和胃、理氣開鬱。

用閃火法將罐吸附在肝俞穴上，留罐 5 ～ 10 分鐘。

腹瀉

腹瀉的主要症狀為排便次數增多，大便稀薄，水樣或帶有不消化食物，伴有腸鳴、腹痛、食慾不振、面色無華、神疲乏力、消瘦等症。外感風寒暑濕熱等邪氣，內傷飲食情志、臟腑失調皆可導致腹瀉。

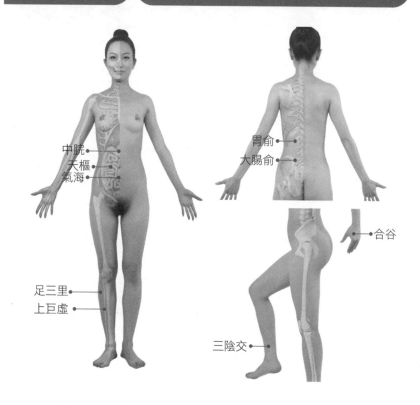

中脘
天樞
氣海

胃俞
大腸俞

合谷

足三里
上巨虛

三陰交

選穴及治療方法

留罐法		
所選穴位	治療方法	治療頻率
1. 中脘、天樞、氣海、合谷、足三里 2. 胃俞、大腸俞、上巨虛、三陰交	急性腹瀉取第一組穴位，慢性腹瀉兩組穴位交替使用。採取閃火法將罐吸附在穴位上，留罐 10～15 分鐘	急性腹瀉每日 1 次，慢性腹瀉每週 2～3 次

國醫大師解析隨症加穴

噯氣食少，胸脅脹悶 ＋ 肝俞

肝失疏泄，上犯胃土，可出現胸脅脹悶之肝氣鬱結症狀，還可出現胃氣不降的噯氣、食少等肝胃不和症狀。在肝俞穴拔罐能疏肝和胃、理氣開鬱。

用閃火法將罐吸附在肝俞穴上，留罐 5 ～ 10 分鐘。

大便溏薄，面色無華 ＋ 脾俞

脾氣虛弱，脾失健運，則氣血化生無源，氣血不足則面色萎黃、大便稀溏。脾俞穴能健脾和胃，調理脾胃功能，促進營養物質消化吸收。

用閃火法將罐吸附在脾俞穴上，留罐 5 ～ 10 分鐘。

五更泄瀉，腸鳴即瀉 ＋ 腎俞

腎陽虛衰，命門之火不足以溫助脾陽，以助腐熟運化水穀。黎明之時，正至陽氣始發，陰氣始退之時。腎陽虛衰則陽氣難以制陰，從而陰寒內動，泛於腸間，腸鳴即瀉，則為五更泄瀉。腎俞穴能溫腎助陽，以助命門之火，更助脾陽運化。

用閃火法將罐吸附在腎俞穴上，留罐 5 ～ 10 分鐘。

便稀有黏液，肛門灼熱 ＋ 小腸俞

濕熱之邪困阻脾土，致脾失健運，升降失調，水穀不化，清濁不分，混雜而下，則便稀有黏液，肛門灼熱。小腸俞穴能清熱利濕，通調二便，使腸中濕熱去而瀉止。

用閃火法將罐吸附在小腸俞穴上，留罐 5 ～ 10 分鐘。

便秘

便秘具體表現為排便次數減少，中間間隔的時間延長；或大便次數正常，但糞質乾燥，排出困難；或糞質不乾但排出不暢。常伴有腹痛、食慾缺乏、反胃等症狀。外感寒熱之邪、內傷飲食情志、陰陽氣血不足等皆可形成便秘。

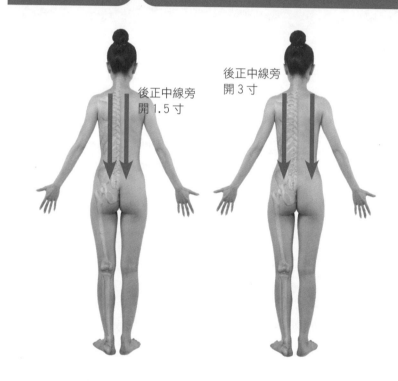

後正中線旁開 1.5 寸

後正中線旁開 3 寸

選穴及治療方法

走罐法		
所選穴位	治療方法	治療頻率
第 1 胸椎至骶椎正中線旁開 1.5～3 寸範圍	在操作部位塗適量潤滑劑，用閃火法將罐吸拔在大椎穴處，緊握罐體由大杼至關元俞沿膀胱經上下移動 5～10 次，以該循行線皮膚發紅為度，最後將罐固定在大腸俞。然後再用另一罐按上述方法在另一側進行走罐，留罐 5～10 分鐘	隔日 1 次

國醫大師解析隨症加穴

欲便不得，噯氣頻作 ✚ 中脘

胃失通降，可出現噯氣頻作、欲便不得等胃氣上逆的症狀。中脘穴位於脘腹部，在中脘穴拔罐可直接調控胃腑氣血，有利於提高脾胃功能，促進消化吸收，增強人體的抵抗力，對於胃脘脹痛、嘔吐、呃逆、吞酸、食慾不振等有較好療效。

用閃火法將罐吸附在中脘穴處，留罐 5 ～ 10 分鐘。

面色蒼白，神疲氣怯 ✚ 氣海

中氣不足，脾胃功能虛弱，運化水穀功能減弱，則出現面色蒼白、神疲氣怯等症狀。氣海穴為先天元氣之海，有培補元氣之功，能調補中氣，促進脾胃功能。

用閃火法將罐吸附在氣海穴上，留罐 5 ～ 10 分鐘。

大便乾結，口乾口臭 ✚ 合谷

胃熱火鬱，胃氣升降功能受阻，傳導失職，則出現大便乾結、口乾口臭之症。合谷穴能清熱理氣，改善脾胃功能，還能調節內分泌，平衡免疫系統。

用拔罐器將氣罐吸附在合谷穴上，留罐 5 ～ 10 分鐘。

頭暈心悸，唇舌色淡 ✚ 足三里

脾胃虛弱，其運化水穀之功能失常，體內攝入營養精微物質不足，則會出現頭暈心悸、唇舌色淡的症狀。足三里是足陽明胃經合穴，可和胃健脾、補養氣血，可在此穴進行拔罐以調補脾胃。

用拔罐器將氣罐吸附在足三里穴上，留罐 5 ～ 10 分鐘。

急性胃腸炎

急性胃腸炎是夏季較常見的疾病，多由細菌以及病毒等微生物感染所致。本病主要症狀為腹痛、腹瀉、噁心、嘔吐、發熱等，嚴重者可致脱水、電解質紊亂、休克等。

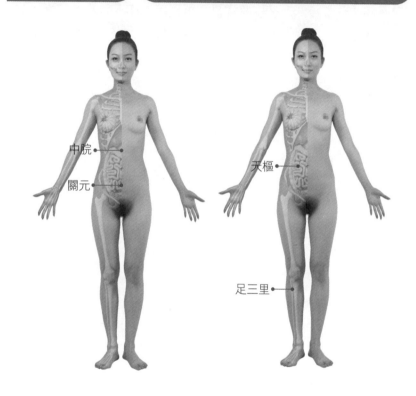

中脘
關元
天樞
足三里

選穴及治療方法

留罐法		
所選穴位	治療方法	治療頻率
中脘	採取閃火法將罐吸附在穴位上，留罐 5 ～ 10 分鐘	每日 1 次
關元、天樞、足三里	用拔罐器將罐吸附在穴位上，留罐 10 分鐘	每日 1 次

國醫大師解析隨症加穴

發熱 ＋ 曲池

急性胃腸炎伴隨發熱症狀時，往往為正邪交爭引起。在曲池穴處拔罐，能清熱和營，起到降溫、退熱的作用。

用閃火法將小號罐吸附在曲池穴上，留罐5～10分鐘。

嘔吐 ＋ 內關

中氣下降，胃氣升降失常，則會引起胃氣上逆而嘔吐。選用內關穴進行拔罐，能寬胸利膈、理氣止嘔。

用拔罐器將氣罐吸附在內關穴上，留罐10分鐘。

便秘 ＋ 腹結

脾虛傳送無力，糟粕內停，致大腸傳導功能失常，而成便秘。腹結穴有理氣散結、健脾溫中、宣通降逆的功效，在此穴拔罐，能有效改善便秘症狀。

用閃火法將罐吸附在腹結穴上，留罐5～10分鐘。

面色蒼白，冷汗淋漓 ＋ 命門

命門之火為人身陽氣之根本，當命門火衰時，其對機體各臟腑組織的推動、溫煦作用會減弱，從而出現面色蒼白、冷汗淋漓的症狀。在命門穴拔罐，可以培元固本、溫腎助陽，使命門之火旺盛，增強其對機體的溫煦作用。

用投火法將罐吸附在命門穴上，留罐5～10分鐘。

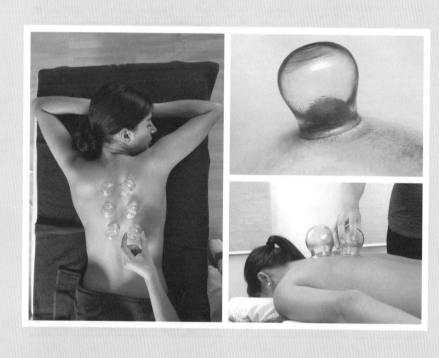

第五章

五官
外科病症拔罐，
##　　　顏面外觀再添彩

外科病症除了造成我們身體的不適之處，或多或少影響著我們的外觀，從而對工作、生活造成不小的影響。本章介紹了牙痛、慢性鼻炎、慢性咽炎、麥粒腫、痤瘡、帶狀疱疹等 16 種生活中常見的五官外科病症的拔罐療法，並分別闡述各個病症的選穴、拔罐手法及隨症加穴。

牙痛

牙痛可見於齲齒、牙髓炎、牙根周圍炎和牙本質過敏等疾病。牙痛的主要症狀是牙齒劇烈疼痛，牙齦紅腫，同時表現為牙痛時有時歇、牙齦萎縮、口臭、牙齒鬆動、牙齦出血，遇冷、熱、酸、甜等刺激，則疼痛加重。

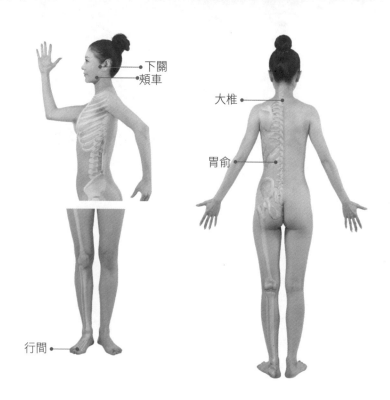

下關
頰車
大椎
胃俞
行間

選穴及治療方法

刺絡拔罐法		
所選穴位	治療方法	治療頻率
頰車、下關、大椎、胃俞、行間	先用三棱針點刺面部以外的穴位，每穴3～5下，再採取閃火法將罐吸附在所有穴位上，留罐5～10分鐘	每日1次

國醫大師解析隨症加穴

牙齦紅腫、腐臭 ＋ 合谷

胃火熾盛，可沿足陽明經上炎至齒齦，則發為牙齦紅腫、腐臭。「面口合谷收」，合谷穴能清熱理氣，改善脾胃功能，清胃內之火而消腫止痛。

用拔罐器將氣罐吸附在合谷穴上，留罐 5 ～ 10 分鐘。

牙齦腫，形寒身熱 ＋ 外關

風熱外襲，則形寒身熱，風熱之邪侵襲牙齦則牙齦腫。外關穴具有清熱解表、祛火通絡的功效，可在此穴進行拔罐以治療頭痛、目赤腫痛、牙痛、便秘等症。

用閃火法將小號罐吸附在外關穴上，留罐 5 ～ 10 分鐘。

隱隱作痛，時作時止 ＋ 太谿

氣血不足，腎陽虛弱，可致齒齦局部經脈氣血運行滯澀而出現齒齦隱隱作痛，時作時止。可選擇太谿穴進行拔罐，以補益腎氣、通絡止痛。

用拔罐器將氣罐吸附在太谿穴上，留罐 5 ～ 10 分鐘。

口臭，口渴，便秘 ＋ 內庭

體內火熱熾盛時，常易出現口臭、口渴、便秘等症狀。內庭穴能清熱解毒、瀉體內諸火、理氣止痛，可治療小便出血、便秘、牙痛等病症。

用拔罐器將氣罐吸附在內庭穴上，留罐 5 ～ 10 分鐘。

三叉神經痛

三叉神經痛是指發生在面部一側或雙側三叉神經分布範圍內的疼痛。本病的臨床表現為驟然發作，多為一側劇烈疼痛，疼痛如刀割、電擊一般，持續數秒或者一兩分鐘，常伴有面肌抽搐、流淚、流涎、面部潮紅、結膜充血等症狀。

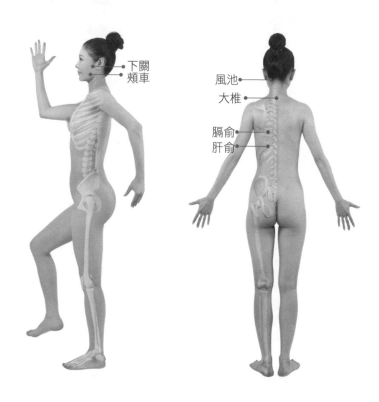

下關
頰車

風池
大椎
膈俞
肝俞

選穴及治療方法

留罐法		
所選穴位	治療方法	治療頻率
大椎、風池、肝俞、膈俞、下關、頰車	用拔罐器將罐吸附在穴位上，留罐 10 分鐘	每日或隔日1 次

國醫大師解析隨症加穴

(面痛，齒痛，口臭) ✚ (合谷)

胃火熾盛，可沿足陽明經上炎頭面，則發為面痛、齒痛、口臭。「面口合谷收」，合谷穴能清熱理氣，改善脾胃功能，清胃內之火而消腫止痛。

> 用拔罐器將氣罐吸附在合谷穴上，留罐 5 ～ 10 分鐘。

(眼部疼痛) ✚ (外關)

風熱之邪侵襲眼部經絡，則引發眼部疼痛。在外關穴拔罐，可清熱解表、祛火通絡，以治療頭痛、目赤腫痛、牙痛、便秘等症。

> 用閃火法將小號罐吸附在外關穴上，留罐 5 ～ 10 分鐘。

(面痛，痛處有灼熱感) ✚ (曲池)

火熱之邪竄入面部經絡，或陰虛陽亢，虛熱灼於面部經絡，則引起面部疼痛，痛處有灼熱感。曲池穴有清熱和營的功效，對治療急性腦血管病後遺症、牙痛、三叉神經痛等病均有一定療效。

> 用閃火法將小號罐吸附在曲池穴上，留罐 5 ～ 10 分鐘。

(煩躁易怒，口渴便秘) ✚ (內庭)

體內火熱熾盛時，常易出現煩躁易怒、口渴、便秘等症狀。內庭穴能清熱解毒、瀉體內諸火、理氣止痛，可治療小便出血、便秘、牙痛等病症。

> 用拔罐器將氣罐吸附在內庭穴上，留罐 5 ～ 10 分鐘。

面癱即面神經麻痺。本病的一般症狀是口眼歪斜，患側面部表情肌完全癱瘓，前額皺紋消失，眼裂擴大，鼻唇溝平坦，口角下垂，露齒時口角向健側偏歪。患側不能做皺額、蹙眉、閉目、鼓氣和撅嘴等動作。

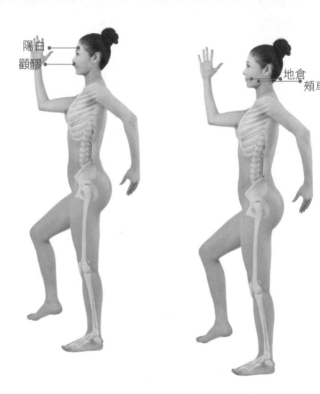

選穴及治療方法

閃罐法		
所選穴位	治療方法	治療頻率
陽白、顴髎、地倉、頰車	採取閃火法將罐吸附在穴位上，然後立即取下，按上述方法再次吸拔於施術穴位上，如此反覆多次至皮膚潮紅為度	每日或隔日1次

國醫大師解析隨症加穴

口角歪斜，流涎 ➕ 合谷

內火暴盛，風火相煽，血隨氣逆，上沖犯腦，發於面口則為口角歪斜、流涎。合谷穴能理氣通絡，透過經絡調節作用還能改善腦部血液循環，從而改善面口症狀。

用閃火法將小號罐吸附在合谷穴上，留罐 5 ～ 10 分鐘。

肢體困倦無力 ➕ 氣海

氣是維持人體生命活動的最基本物質，當體內之氣化生不足時，機體則會出現肢體困倦無力等氣虛之表現。氣海穴能培補元氣，使氣之生理作用正常發揮。

用閃火法將罐吸附在氣海穴上，留罐 5 ～ 10 分鐘。

舌麻，味覺減退 ➕ 足三里

營血不能上營於舌，則發為舌麻、味覺減退等症狀。足三里穴是所有穴位中最具養生保健價值的穴位之一，具有扶正培元、通經活絡的功效。

用閃火法將罐吸附在足三里穴上，留罐 5 ～ 10 分鐘。

胸脅脹痛，情志不暢 ➕ 太衝

肝鬱化火，爍津成痰，痰鬱互結，攜風陽之邪，竄擾經脈，發為中風，還可出現胸脅脹痛、情志不暢等表現。在太衝穴進行拔罐，可疏肝理氣，通調三焦，使人心平氣和，養護肝臟健康，遠離疾病困擾。

用拔罐器將氣罐吸附在太衝穴上，留罐 5 ～ 10 分鐘。

慢性鼻炎

慢性鼻炎可分為慢性單純性鼻炎和慢性肥厚性鼻炎。慢性單純性鼻炎表現為鼻塞、多涕，鼻塞時可有間斷嗅覺減退、頭痛不適及鼻音等。慢性肥厚性鼻炎表現為鼻塞較重，多為持續性，有閉塞性鼻音，嗅覺減退，鼻涕不多，還伴有頭痛等症狀。

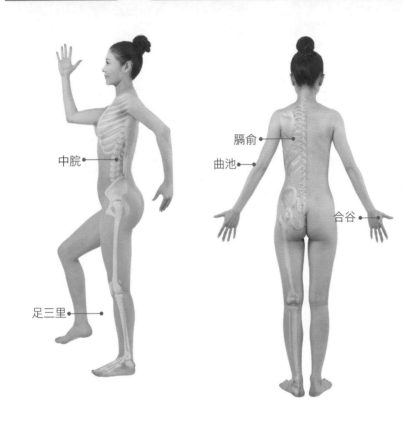

中脘

膈俞
曲池
合谷

足三里

選穴及治療方法

留罐法		
所選穴位	治療方法	治療頻率
合谷、曲池、中脘、膈俞、足三里	採取閃火法將罐吸附在穴位上，留罐5～10分鐘	每日1次

國醫大師解析隨症加穴

呼吸不暢，胸悶 ＋ 中府

肺主氣，調節氣的升降出入運動，使全身的氣機調暢。當肺調節氣機之功能失常時，其宣發不及，則氣鬱胸中，出現呼吸不暢、胸悶的症狀。中府穴能調理肺臟氣機，使肺發揮正常的宣降作用。

用拔罐器將氣罐吸附在中府穴上，留罐 5～10 分鐘。

嗅覺不靈，咳嗽 ＋ 肺俞

肺氣虛不能布津而成痰，肺陰虛而虛火灼津為痰，痰濁阻滯，肺氣不降而上逆作咳。肺又開竅於鼻，肺氣虛則鼻竅不通利，嗅覺不靈。肺俞穴能調補肺氣，具有宣肺、理氣的作用，可防治肺功能失調所引起的病症，為肺的保健穴。

用閃火法將罐吸附在肺俞穴上，留罐 5～10 分鐘。

神疲倦怠，飲食欠佳 ＋ 脾俞

脾氣虛弱，脾失健運，可表現為飲食欠佳；脾失健運，氣血化生無源，氣血不足則神疲倦怠。脾俞穴能健脾和胃，調理脾胃功能，促進營養物質消化吸收。

用閃火法將罐吸附在脾俞穴上，留罐 5～10 分鐘。

黃涕黏稠如膿 ＋ 膽俞

膽經有熱，熱氣循經上行，移於腦而犯於頰和鼻，則可致鼻涕黃、黏稠如膿。膽俞穴能清肝利膽、理氣清熱，改善膽經火熱。

用閃火法將罐吸附在膽俞穴上，留罐 5～10 分鐘。

口腔潰瘍

口腔潰瘍是指發生在口腔黏膜上的淺表性潰瘍。其臨床表現為潰瘍面如米粒至黃豆大小、呈圓形或卵圓形，潰瘍面中央凹陷、周圍潮紅，一般 1～2 週可以自癒。口腔潰瘍多因衛生不潔、飲食不當，或軀體原因造成。

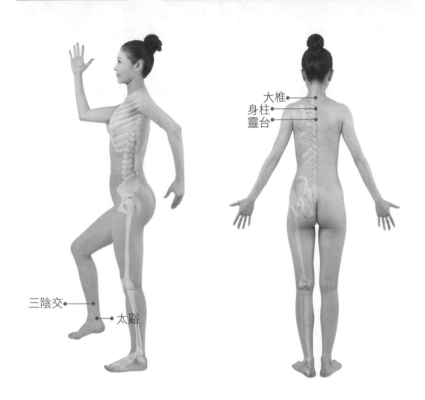

大椎
身柱
靈台
三陰交
太谿

選穴及治療方法

刺絡拔罐法		
所選穴位	治療方法	治療頻率
大椎、身柱、靈台、太谿、三陰交	對所選穴位進行常規消毒後，先用三棱針點刺穴位，然後用閃火法將罐吸拔在穴位上，留罐 5～10 分鐘	每週 2 次

國醫大師解析隨症加穴

口角流涎 ＋ 頰車

胃中火熱上炎口唇，致口角流涎。頰車穴位於面頰部，有祛風清熱、消腫止痛之功效，對面口唇產生的口瘡、面神經麻痺、流涎等症狀均有不錯的療效。

用閃火法將罐吸附在頰車穴上，取下後再吸附在穴位上，如此反覆 15 ～ 20 次。

心煩失眠 ＋ 內關

內關穴有寧心安神、理氣的功效，常用於治療暈車、心痛、心悸、失眠等病症。在此穴拔罐，對心煩失眠等症狀有一定的療效。

用拔罐器將氣罐吸附在內關穴上，留罐 10 分鐘。

神疲倦怠，不欲飲食 ＋ 脾俞

脾氣虛弱，脾失健運，可表現為飲食欠佳；脾失健運，氣血化生無源，氣血不足則神疲倦怠。脾俞穴能健脾和胃，調理脾胃功能，促進營養物質消化吸收。

用閃火法將罐吸附在脾俞穴上，留罐 5 ～ 10 分鐘。

牙齦紅腫灼熱 ＋ 內庭

體內火熱熾盛時，常易出現牙齦紅腫灼熱等症狀。內庭穴能清熱解毒、瀉體內諸火、理氣止痛，治療小便出血、便秘、牙痛、口腔潰瘍等病症。

用拔罐器將氣罐吸附在內庭穴上，留罐 5 ～ 10 分鐘。

慢性咽炎

慢性咽炎表現為咽部不適感，如灼熱、乾燥、微痛、發癢、異物感、痰黏感，習慣以咳嗽清除分泌物，咳出稠厚的分泌物後症狀緩解。常伴有噁心，嚴重者伴有聲嘶、咽痛、頭痛、頭暈、乏力、消化不良、低熱等症狀。

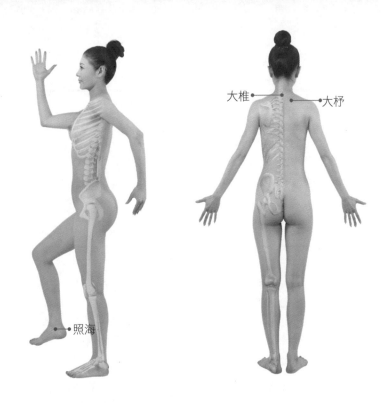

大椎　　　大杼

照海

選穴及治療方法

刺絡拔罐法		
所選穴位	治療方法	治療頻率
大椎、大杼、照海	將所選穴位進行常規消毒，用三棱針點刺每穴3～5下，至皮膚出血，再用閃火法將罐吸拔於穴位上，留罐5～10分鐘	每日1次

國醫大師解析隨症加穴

（口乾善飲，大便乾結）➕（曲池）

火熱之邪竄入經絡，或陰虛陽亢，虛熱灼於經絡，煎熬體內津液，引起口乾善飲、大便乾結等症狀。曲池穴有清熱和營的功效，對治療急性腦血管病後遺症、牙痛、三叉神經痛、慢性咽炎等病均有一定療效。

用閃火法將小號罐吸附在曲池穴上，留罐 5 ～ 10 分鐘。

（咽乾不舒，咳痰不爽）➕（肺俞）

咽喉上連口腔而通於鼻，下通肺胃。肺氣不足時，易發為咽乾不舒、咳痰不爽等症。肺俞穴能調補肺氣，具有宣肺、理氣的作用，可防治肺功能失調所引起的病症，為肺的保健穴。

用閃火法將罐吸附在肺俞穴上，留罐 5 ～ 10 分鐘。

（咽部乾燥隱痛，如有異物）➕（肝俞）

肝之經脈循喉嚨，肝之經氣上於咽喉。肝鬱化火，可導致氣血凝滯於咽喉而出現咽部乾燥隱痛，如有異物等症。肝俞穴為肝臟的保健要穴，刺激肝俞穴可使肝之疏泄功能正常，氣機調暢，臟腑活動正常協調，從而改善咽喉部不適。

先用閃火法將罐吸附在肝俞穴上，反覆吸拔幾次，再留罐 10 分鐘。

（四肢疲乏，食慾不振）➕（脾俞）

脾氣虛弱，脾失健運，可表現為食慾不振；脾失健運，氣血化生無源，氣血不足則四肢疲乏。脾俞穴能健脾和胃，調理脾胃功能，促進營養物質消化吸收。

用閃火法將罐吸附在脾俞穴上，留罐 5 ～ 10 分鐘。

急性扁桃體炎

急性扁桃體炎，中醫稱為「乳蛾」「喉蛾」或「蓮房蛾」，是一種非特異性急性炎症。急性扁桃體炎起病較急，惡寒，體溫可達 39℃～ 40℃，尤其是幼兒可因高熱而出現抽搐、嘔吐、昏睡、食慾缺乏、便秘及全身酸困等症狀。

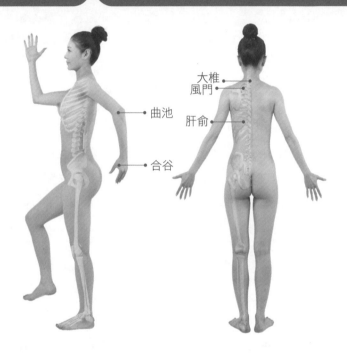

大椎
風門
肝俞
曲池
合谷

選穴及治療方法

針罐法、刺絡拔罐法		
所選穴位	治療方法	治療頻率
風門、肝俞、合谷	局部消毒後，用 1.5 寸毫針針刺各穴位，得氣後隨針加罐，採取閃火法將罐吸拔在穴位上，留罐 5 ～ 10 分鐘	每日 1 次
大椎、曲池	常規消毒穴位皮膚後，先用三棱針點刺穴位，然後用閃火法將罐吸拔在穴位上，留罐 5 ～ 10 分鐘	每日 1 次

國醫大師解析隨症加穴

咳嗽氣急 ➕ 中府

肺主氣，調節氣的升降出入運動，使全身的氣機調暢。當肺調節氣機之功能失常時，其宣發不及，則氣鬱胸中，出現咳嗽氣急的症狀。中府穴能調理肺臟氣機，使肺發揮正常的宣降作用。

　　用拔罐器將氣罐吸附在中府穴上，留罐 5～10 分鐘。

吞嚥困難，形寒身熱 ➕ 外關

風熱外襲，則形寒身熱，風熱之邪侵襲扁桃體而使之腫大造成吞嚥困難。外關穴具有清熱解表、祛火通絡的功效，可在此穴進行拔罐，以治療頭痛、目赤腫痛、牙痛、便秘、急性扁桃體炎等症。

　　用閃火法將小號罐吸附在外關穴上，留罐 5～10 分鐘。

咽乾不舒，咳痰不爽 ➕ 肺俞

咽喉上連口腔而通於鼻，下通肺胃。肺氣不足時，易發為咽乾不舒、咳痰不爽等症。肺俞穴能調補肺氣，具有宣肺、理氣的作用，可防治肺功能失調所引起的病症，為肺的保健穴。

　　用閃火法將罐吸附在肺俞穴上，留罐 5～10 分鐘。

牙痛，口臭 ➕ 內庭

體內火熱熾盛時，常易出現牙痛、口臭等症狀。內庭穴能清熱解毒、瀉體內諸火、理氣止痛，可治療小便出血、便秘、牙痛、口腔潰瘍等病症。

　　用拔罐器將氣罐吸附在內庭穴上，留罐 5～10 分鐘。

耳鳴耳聾

耳鳴是指患者在耳部或頭部的一種聲音感覺。耳鳴可呈鈴聲、嗡嗡聲、哨聲、汽笛聲、海濤聲等，也可呈各種音調的純音或雜聲，伴隨頭昏、失眠、乏力等。耳聾是以聽力減退或喪失為主症。耳鳴常與耳聾並見，且治療方法大致相同。

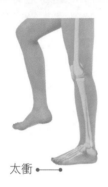

太衝

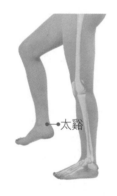

太谿

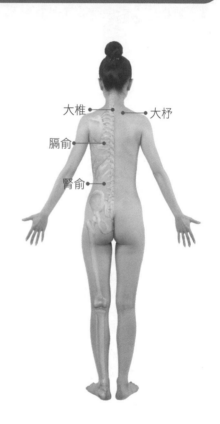

大椎　　大杼

膈俞

腎俞

選穴及治療方法

留罐法		
所選穴位	治療方法	治療頻率
大椎、膈俞、腎俞、大杼、太谿、太衝	採取閃火法將罐吸附在穴位上，留罐5～10分鐘	每日或隔日1次

國醫大師解析隨症加穴

（頭暈，乏力，氣短）＋（氣海）

氣不足則頭暈、乏力、氣短。氣海穴能培補元氣，使氣之推動作用得以正常發揮，推動血液的生成、運行，以及津液的生成、輸布和排泄，有助於人體正常生長、發育，為防病強身的重要穴位之一。

用閃火法將罐吸附在氣海穴上，留罐 5 ～ 10 分鐘。

（面赤頭脹，咽乾善怒）＋（肝俞）

肝陽上亢，上犯於頭面，則發為面赤頭脹、咽乾善怒之症。肝俞穴為肝臟的保健要穴，刺激肝俞穴可起到調肝護肝的作用，使肝之疏泄功能正常，氣機調暢，臟腑活動正常協調。

先用閃火法將罐吸附在肝俞穴上，反覆吸拔幾次，
再留罐 5 ～ 10 分鐘。

（驚惕不安）＋（膽俞）

膽氣虛弱的人，在受到精神刺激的不良影響時，易出現驚惕不安等精神情志病變。膽俞穴能補益心經和膽經的氣血，達到寧心益膽之功效。

用閃火法將罐吸附在膽俞穴上，留罐 5 ～ 10 分鐘。

（久病耳聾，時作時止）＋（照海）

肝腎之陰不足，發為虛熱，而久病耳聾，時作時止。照海穴具有滋腎陰、清虛熱之功效，在此穴拔罐有助於改善腎虛耳聾之證。

用拔罐器將氣罐吸附在照海穴上，留罐 5 ～ 10 分鐘。

麥粒腫

麥粒腫又名瞼腺炎，俗稱「針眼」。初起時可見眼瞼侷限性紅腫硬結，發癢、疼痛、觸痛，繼而紅腫熱痛加劇，甚者拒按。輕者數日可消散，硬結頂部出現黃色膿點，破潰後膿自流出而自癒，但會復發。

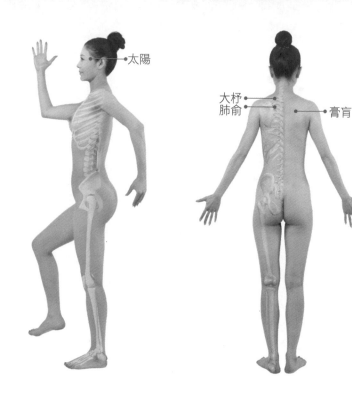

太陽

大杼
肺俞
膏肓

選穴及治療方法

刺絡拔罐法		
所選穴位	治療方法	治療頻率
大杼、肺俞、膏肓、太陽	將所選穴位進行常規消毒，用三稜針點刺大杼、肺俞、膏肓穴各 3～5 下，然後用閃火法將罐吸拔在穴位上，留罐 5～10 分鐘	每日 1 次

國醫大師解析隨症加穴

胞瞼紅腫，口渴喜飲 ➕ 曲池

脾胃積熱，循經上攻胞瞼，致營衛失調，氣血凝滯，局部化熱釀膿，出現胞瞼紅腫、口渴喜飲等症狀。曲池穴有清熱和營的功效，對治療急性腦血管病後遺症、牙痛、三叉神經痛、慢性咽炎等病均有一定療效。

用閃火法將小號罐吸附在曲池穴上，留罐 5～10 分鐘。

癢痛並作，紅腫硬結 ➕ 外關

風邪外襲，客於胞瞼而化熱，風熱壅阻於胞瞼皮膚肌腠之間，灼爍津液，變生瘡瘍，發為目癢痛並作，紅腫硬結。外關穴具有清熱解表、祛火通絡的功效，可在此穴進行拔罐以治療頭痛、目赤腫痛、牙痛、便秘、急性扁桃體炎等症。

用閃火法將小號罐吸附在外關穴上，留罐 5～10 分鐘。

發熱，頭痛 ➕ 合谷

熱邪為盛，則出現發熱症狀，上擾頭面則出現頭痛症狀。合谷穴能清熱解毒、理氣通絡，通透經絡調節作用還能改善腦部血液循環。

用閃火法將罐吸附在合谷穴上，留罐 5～10 分鐘。

瘡腫反覆發作，便秘 ➕ 陰陵泉

餘邪未盡，熱毒蘊伏，或素體虛弱，衛外不固，易感風邪者，常瘡腫反覆發作，出現便秘等症狀。陰陵泉穴能清利濕熱、健脾理氣，扶正以祛邪。

用閃火法將火罐吸附在陰陵泉穴上，留罐 5～10 分鐘。

痤瘡

痤瘡，中醫稱之為「粉刺」，其基本的臨床表現為毛囊性丘疹，周圍色紅，擠壓有米粒樣的白色脂栓排出。中央有一黑點，稱黑頭粉刺；另有無黑頭、呈灰白色的小丘疹，稱白頭粉刺。

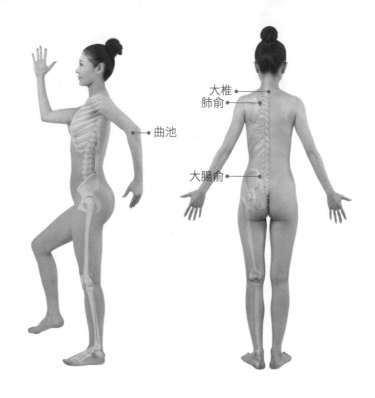

大椎
肺俞
大腸俞
曲池

選穴及治療方法

刺絡拔罐法		
所選穴位	治療方法	治療頻率
大椎、肺俞、大腸俞、曲池	將所選穴位進行常規消毒，用三棱針點刺每穴3～5下，然後用閃火法加壓拔罐，留罐10分鐘	每日或隔日1次

國醫大師解析隨症加穴

多發於顏面，色紅 ⊕ 尺澤

肺胃積熱，循經上薰，血隨熱行，上壅於顏面，色紅。尺澤穴是手太陰肺經上的合穴，具有清熱和胃、通絡止痛的功效，主治肺經熱引起的各種疼痛病患。

用閃火法將小號罐吸附在尺澤穴上，留罐 5 ～ 10 分鐘。

口乾，口臭 ⊕ 合谷

胃熱之火上炎口腔，出現口乾、口臭之症。合谷穴能清熱理氣，改善脾胃功能，還能調節內分泌，平衡免疫系統，有效改善便秘、口腔潰瘍、痤瘡、咽炎等病症。

用拔罐器將氣罐吸附在合谷穴上，留罐 5 ～ 10 分鐘。

飲食欠佳，肢體困重 ⊕ 脾俞

脾氣虛弱，脾失健運，可表現為飲食欠佳；脾失健運，體內水濕運化受阻，則肢體困重。脾俞穴能健脾和胃利濕，調理脾胃功能，促進營養物質消化吸收和人體水液代謝，維持體內水液代謝的平衡。

用閃火法將罐吸附在脾俞穴上，留罐 5 ～ 10 分鐘。

丘疹紅腫，面部油膩 ⊕ 陰陵泉

體內水濕久蘊不解，化濕生痰，痰瘀互結，出現丘疹紅腫、面部油膩等症狀。陰陵泉穴是足太陰脾經上的合穴，善於調節脾腎的功能，具有清利濕熱、健脾理氣的功效，可祛除體內水濕。

用閃火法將罐吸附在陰陵泉穴上，沿小腿內側來回走罐，操作 10 次，至皮膚潮紅色為度。

濕疹

中醫稱為「濕瘡」，是一種常見的過敏性、炎症性皮膚病。其特點是皮損呈多形性，如紅斑、丘疹、水疱、糜爛、滲出、結痂等，呈對稱性分布。好發於面部、肘彎、膕窩、陰囊等處，嚴重時可泛發全身。劇烈瘙癢，反覆發作。

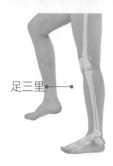

足三里

陰陵泉

三陰交

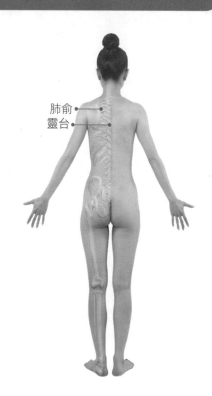

肺俞
靈台

選穴及治療方法

留罐法		
所選穴位	治療方法	治療頻率
靈台、肺俞	採取閃火法將罐吸附在穴位上，留罐 5～10 分鐘	每日或隔日 1 次
足三里、陰陵泉、三陰交	用拔罐器將罐吸附在穴位上，留罐 10 分鐘	每日或隔日 1 次

國醫大師解析隨症加穴

皮損處滲液多，胸悶嘔噁 ➕ 中脘

中脘穴位於脘腹部，有調理中焦、清熱化滯之功，在中脘穴拔罐可直接調控胃腑氣血，有利於提高脾胃功能，通腑降氣，化中焦之瘀滯，改善皮損處滲液多、胸悶嘔噁等症狀。

用閃火法將罐吸附在中脘穴處，留罐 5 ～ 10 分鐘。

病位發熱、腫脹 ➕ 曲池

外感風濕熱邪，濕熱內生，兩相搏結，浸淫肌膚發為濕疹，病位發熱、腫脹。曲池穴能清熱和營，主治扁桃體炎、咽喉炎、牙痛、麥粒腫等病症。

用閃火法將小號罐吸附在曲池穴上，留罐 5 ～ 10 分鐘。

皮膚乾燥，粗糙發裂 ➕ 血海

濕熱蘊久，耗傷陰血，化燥生風而致血虛風燥，出現皮膚乾燥、粗糙發裂等症狀。血海穴能健脾化濕、理血活血，經絡、血氣通暢，則皮膚症狀將得到較大改善。

先用三棱針點刺血海穴 3 ～ 5 次，再用閃火法留罐 5 ～ 10 分鐘。

身熱口渴，大便秘結 ➕ 內庭

體內火熱熾盛時，常易出現煩躁易怒、口渴、便秘等症狀。內庭穴能清熱解毒、瀉體內諸火、理氣止痛，可治療小便出血、便秘、牙痛等病症。

用拔罐器將氣罐吸附在內庭穴上，留罐 5 ～ 10 分鐘。

痔瘡

痔瘡分為內痔、外痔和混合痔，內痔位於肛門齒線以上，外痔位於齒線以下，混合痔是指在同一部位內外痔同時存在。痔瘡的發生主要是由於飲食不節、燥熱內生，下迫大腸，及久坐、負重、遠行等，致血行不暢而瘀積，結滯不散而成痔瘡。

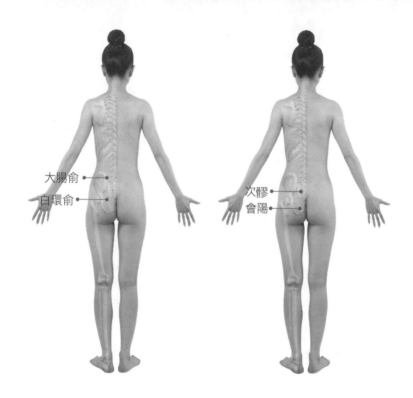

大腸俞
白環俞
次髎
會陽

選穴及治療方法

針罐法		
所選穴位	治療方法	治療頻率
大腸俞、次髎、白環俞、會陽	局部消毒後，用 1.5 寸毫針針刺各穴位，得氣後隨針加罐，採取閃火法將罐吸附在穴位上，留罐 5～10 分鐘	每日 1 次

國醫大師解析隨症加穴

便血色淡、量多 ＋ 氣海

臟腑虛弱，氣血不足，便血色淡、量多。氣海穴能培補元氣，使氣之推動作用得以正常發揮，推動血液的生成、運行，以及津液的生成、輸布和排泄，有助於人體正常生長、發育，為防病強身的重要穴位之一。

用閃火法將罐吸附在氣海穴上，留罐 5 ～ 10 分鐘。

病久伴有脫肛、乏力 ＋ 關元

病久氣血虧虛，攝納無力，氣虛下陷，則伴有脫肛、乏力之症。關元穴自古就是養生要穴，它具有培補元氣、理氣和血等作用，用於治療元氣虛損病症、婦科病症和下焦病症等效果顯著。

用閃火法將罐吸附在關元穴上，留罐 5 ～ 10 分鐘。

肛周黏膩 ＋ 陰陵泉

濕熱下迫，氣血瘀滯不行，阻於魄門，則肛周黏膩。陰陵泉穴是足太陰脾經上的合穴，善於調節脾腎的功能，具有清利濕熱、健脾理氣的功效，可祛除體內水濕。

用閃火法將罐吸附在陰陵泉穴上，沿小腿內側來回走罐，操作 10 次，至皮膚潮紅色為宜。

肛周腫痛 ＋ 承山

身體素弱，氣虛而氣不行，阻滯於肛周而致肛周腫痛。承山穴有理氣止痛、舒經活絡的作用，在此穴拔罐能改善肛周局部氣血運行，促進肛周血液循環，減輕腫痛。

用閃火法將罐吸附在承山穴上，留罐 5 ～ 10 分鐘。

脫肛

又稱直腸脫垂，可分為三度：I度脫垂，脫出物色較紅，長3～5公分，便後可自行還納；II度脫垂為直腸全層脫出，長5～10公分，便後有時需用手托回；III度脫垂為直腸及部分乙狀結腸脫出，長達10公分以上，便後需用手托回。

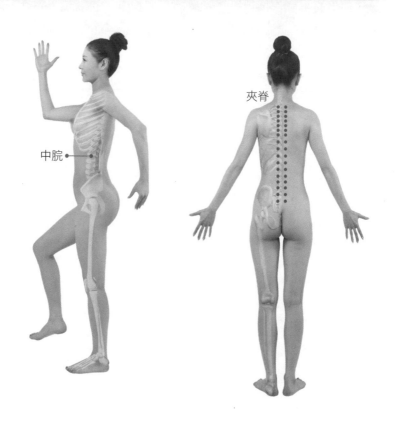

中脘

夾脊

選穴及治療方法

留罐法		
所選穴位	治療方法	治療頻率
中脘、夾脊	採取閃火法將罐吸附在穴位上，留罐5～10分鐘	隔日或每日1次

國醫大師解析隨症加穴

食少腹脹，便塘 ➕ 脾俞

脾氣虛弱，脾失健運，脾胃升降功能失常，運化水穀的功能減弱則食少腹脹、便塘。脾俞穴能健脾和胃，調理脾胃功能，促進營養物質消化吸收。

> 用閃火法將罐吸附在脾俞穴上，留罐 5 ～ 10 分鐘。

肛門紅腫熱痛 ➕ 承山

身體素弱，氣虛而氣不行，阻滯於肛周而致肛周腫痛。承山穴有理氣止痛、舒經活絡的作用，在此穴拔罐能改善肛周局部氣血運行，促進肛周血液循環，減輕腫痛。

> 用閃火法將罐吸附在承山穴上，留罐 5 ～ 10 分鐘。

面白神疲，耳鳴耳聾 ➕ 腎俞

腎氣虛衰，氣血不能上營於頭部，而致面白神疲、耳鳴耳聾。治當益腎助陽，透過在腎俞穴進行拔罐可調理腎氣，補腎培元。

> 用投火法將罐吸附在腎俞穴上，留罐 5 ～ 10 分鐘。

肛門下墜感，頭暈心悸 ➕ 氣海

中氣不足，中氣下陷，則致肛門下墜感，頭暈心悸。氣海穴為先天元氣之海，有培補元氣之功，能調補中氣，促進脾胃功能。

> 用閃火法將罐吸附在氣海穴上，留罐 5 ～ 10 分鐘。

皮膚瘙癢症

皮膚瘙癢症，中醫稱為「風瘙癢」。本病可分為全身性和侷限性兩種。前者瘙癢部位不定，常為陣發性，皮膚常出現抓痕、血痂、色素沉著等。後者瘙癢僅侷限於某一部位，常見於肛門、外陰、頭部、腿部、掌部等。

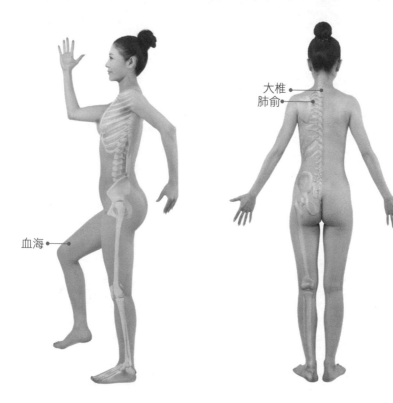

血海

大椎
肺俞

選穴及治療方法

刺絡拔罐法		
所選穴位	治療方法	治療頻率
大椎、肺俞、血海	將所選穴位進行常規消毒，用三棱針點刺每穴3～5下，然後用閃火法加壓拔罐，留罐10分鐘	每日1次

國醫大師解析隨症加穴

(瘙癢遇熱加重) ＋ (曲池)

火熱之邪外泛肌膚，使皮膚瘙癢遇熱加重。曲池穴有清熱和營的功效，對治療各種熱性病症均有一定療效。

用閃火法將小號罐吸附在曲池穴上，留罐 5 ～ 10 分鐘。

(脘腹疼痛，噁心嘔吐) ＋ (天樞)

氣機鬱滯，脾傷氣結，導致腑氣鬱滯，通降失常，則脘腹疼痛，噁心嘔吐。天樞穴能理氣健脾，調理腸胃，對治療便秘、消化不良、腹瀉、腹脹等病症均有一定療效。

用閃火法將罐吸附在天樞穴上，留罐 5 ～ 10 分鐘。

(口苦，煩躁易怒) ＋ (肝俞)

肝失疏泄，氣機升降失調，出現口苦。肝由其疏泄功能對氣機的調暢作用，可調節人的精神情志活動。肝疏泄太過，則表現為煩躁易怒。肝俞穴為肝臟的保健要穴，刺激肝俞穴可使肝之疏泄功能正常，氣機調暢，臟腑功能正常協調。

先用閃火法將罐吸附在肝俞穴上，反覆吸拔幾次，
再留罐 10 分鐘。

(瘙癢，午後或夜間加劇) ＋ (足三里)

足三里穴具有扶正培元、通經活絡的功效，可通暢經絡的血液循環，減少血液瘀積，從而改善瘙癢症狀。

用閃火法將罐吸附在足三里穴上，留罐 5 ～ 10 分鐘。

丹毒

丹毒是一種急性感染性疾病，起病較急，同時伴有發熱、寒戰、頭痛、嘔吐等症狀。初起的皮疹為一個有灼熱感的紅斑，迅速向周圍蔓延成為一片紅色損害。局部紅、熱、腫，有觸痛感。表面緊張而有光澤，輪廓鮮明可分。

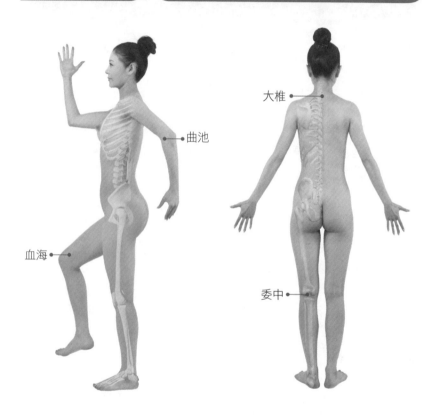

選穴及治療方法

刺絡拔罐法		
所選穴位	治療方法	治療頻率
委中、大椎、血海、曲池	將所選的穴位及操作部位進行常規消毒，用三棱針點刺 3～5 下，再用閃火法將罐吸附於點刺部位，留罐 5～10 分鐘	每日 1 次

國醫大師解析隨症加穴

發於頭面部，惡寒發熱 ⊕ 風門

毒邪挾風熱之邪乘隙侵入體內，發於頭面部，伴噁寒發熱。風門穴可益氣固表，提高身體抵禦風寒之功，又可宣肺疏風，一鼓作氣驅邪外出。

用拔罐器將氣罐吸附在風門穴上，留罐5～10分鐘。

下肢腫痛，小便黃赤 ⊕ 陰陵泉

毒邪挾濕熱之邪乘隙侵入體內後，濕熱下注，引發下肢腫痛、小便黃赤等症狀。陰陵泉穴是足太陰脾經上的合穴，具有清利濕熱、健脾理氣的功效，可祛除體內水濕，濕去而熱毒去。

用閃火法將罐吸附在陰陵泉穴上，沿小腿內側來回走罐，操作10次，至局部皮膚潮紅色為宜。

發於下肢，可見黃色水疱 ⊕ 內庭

濕熱之邪下注於腿部，使丹毒發於下肢，可見黃色水疱。內庭穴能清熱解毒、瀉體內諸火、理氣止痛，使腿部濕熱之邪外瀉而減輕局部症狀。

用拔罐器將氣罐吸附在內庭穴上，留罐5～10分鐘。

心煩胸悶，口苦口乾 ⊕ 太衝

肝臟疏泄失常，常致心煩胸悶、口苦口乾等症。在太衝穴進行拔罐，可疏肝理氣，通調三焦，使人心平氣和，養護肝臟健康，遠離疾病困擾。

用拔罐器將氣罐吸附在太衝穴上，留罐5～10分鐘。

帶狀疱疹

中醫稱為「蛇串瘡」，是一種皮膚上出現成簇水疱，呈帶狀分布，痛如火燎的急性疱疹性皮膚病。可發於身體的任何部位，但以腰背為多見。本病的發生多因情志內傷，肝鬱氣滯，日久化火而致肝膽火盛，外受毒邪而發。

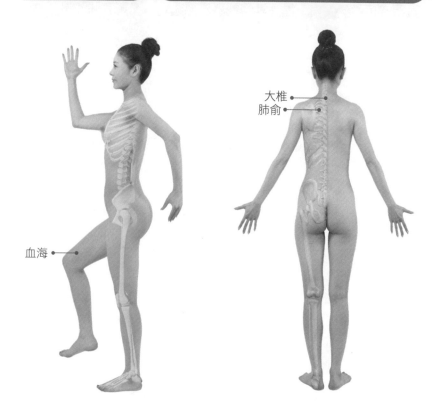

大椎
肺俞
血海

選穴及治療方法

刺絡拔罐法		
所選穴位	治療方法	治療頻率
大椎、肺俞、血海、病灶處	將所選的穴位進行常規消毒，用三棱針點刺3～5下，再用閃火法將罐吸附於點刺穴位，留罐5～10分鐘	每日1次

國醫大師解析隨症加穴

皮損鮮紅，口苦咽乾 ＋ 太衝

肝鬱氣滯，久而化火，肝經火毒，外溢肌膚而發為帶狀疱疹。在太衝穴進行拔罐，可疏肝理氣，通調三焦，使人心平氣和，養護肝臟健康，遠離疾病困擾。

用拔罐器將氣罐吸附在太衝穴上，留罐 5 ～ 10 分鐘。

皮損顏色淡，食少腹脹 ＋ 陰陵泉

脾失健運，濕邪內生，蘊而化熱，濕熱內蘊，外溢肌膚而生疱疹，皮損顏色淡，食少腹脹。陰陵泉穴是足太陰脾經上的合穴，具有清利濕熱、健脾理氣的功效，可祛除體內水濕，濕去而熱毒去。

用閃火法將罐吸附在陰陵泉穴上，沿小腿內側來回走罐，操作 10 次，至局部皮膚潮紅色為度。

皮疹消退後局部疼痛不止 ＋ 阿是穴

帶狀疱疹以局部神經疼痛為主，從皮疹出現前至消退後一段時間會出現持續性疼痛。可在疼痛部位即阿是穴進行拔罐，以促進局部氣血運行，改善血液循環，緩解神經疼痛。

用閃火法將罐吸附在阿是穴上，留罐 5 ～ 10 分鐘。

皮疹初起發熱重，惡寒輕 ＋ 外關

風熱外襲，則皮疹初起時發熱重、惡寒輕。在外關穴拔罐，能清熱解表、祛火通絡，使機體很快降溫退熱。

用閃火法將小號罐吸附在外關穴上，留罐 5 ～ 10 分鐘。

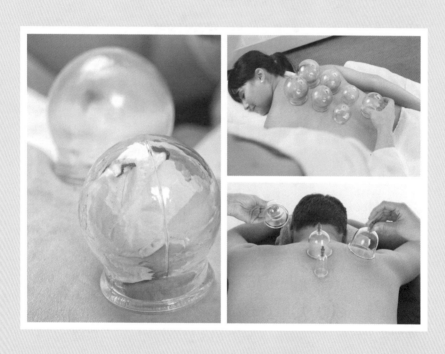

第六章 骨傷科

病症拔罐，
舒筋展骨身硬朗

　　生活中哪怕是看起來身體健康的人也難以避免出現因不良姿勢或磕磕碰碰等所造成的如落枕、頸椎病、急性腰扭傷等骨傷科病症。這時採用拔罐療法來緩解病痛不失為一個好方法。

　　本章介紹頸椎病、肩周炎、腰椎間盤突出症、小腿抽筋等 12 種常見骨傷科病症的選穴、拔罐手法及隨症加穴，助您擺脫骨傷疼痛的煩惱。

落枕

落枕又名「失枕」，以頸部肌肉痙攣、強直、酸脹、疼痛以致轉動失靈為主要症狀。患者在熟睡醒後，自覺頸項強硬，頸部一側肌肉緊張、酸楚疼痛，可牽涉頸枕部、上背部及肩臂部，轉頭不便，動則更痛。

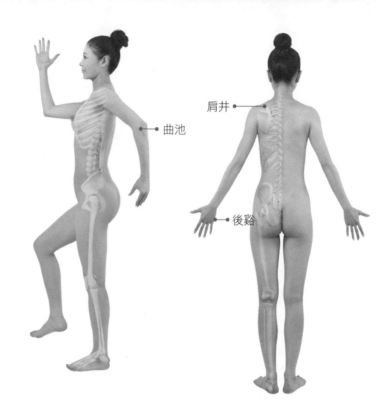

曲池

肩井

後谿

選穴及治療方法

針罐法		
所選穴位	治療方法	治療頻率
肩井、曲池、後谿、阿是穴	局部消毒後，用1.5寸毫針針刺各穴位，得氣後隨針加罐，採取閃火法將罐吸附在穴位上，留罐5～10分鐘	每日1次

國醫大師解析隨症加穴

惡風畏寒 ➕ 風門

風寒或風熱等外邪侵襲人體，易發為惡風畏寒等表證。風門穴可益氣固表，提高身體抵禦風寒之功，又可宣肺疏風，一鼓作氣驅邪外出。

用拔罐器將氣罐吸附在風門穴上，留罐 5 ～ 10 分鐘。

背部疼痛 ➕ 肩外俞

落枕出現背部疼痛時，可選擇位於肩背部的肩外俞穴進行拔罐。肩外俞穴有舒經活絡、祛風止痛的功效，主治頸項強痛、前臂冷痛、頸椎病、背痛等病症。

用閃火法將罐吸附在肩外俞穴上，留罐 5 ～ 10 分鐘。

惡寒，頭痛 ➕ 合谷

感受外邪而發病，則出現惡寒、頭痛等外感症狀。合谷穴能清熱解毒、理氣通絡，透過經絡調節作用還能改善腦部血液循環。

用閃火法將小號罐吸附在合谷穴上，留罐 5 ～ 10 分鐘。

頸部扭傷 ➕ 內關

頸部扭傷，除了選擇受傷部位近部的穴位進行治療，還可以選擇受傷部位遠端具有理氣止痛作用的內關穴進行拔罐治療。

用閃火法將小號罐吸附在內關穴上，留罐 5 ～ 10 分鐘。

頸椎病

頸椎病又稱頸椎綜合徵，主要表現為頸肩痛，頭枕部或上肢的放射性疼痛，或一側面部發熱、出汗。嚴重者雙下肢痙攣，行走困難。本病多因頸部外傷，或風寒外襲，或勞倦損傷導致頸部的經脈不通，氣血凝滯，筋骨不利。

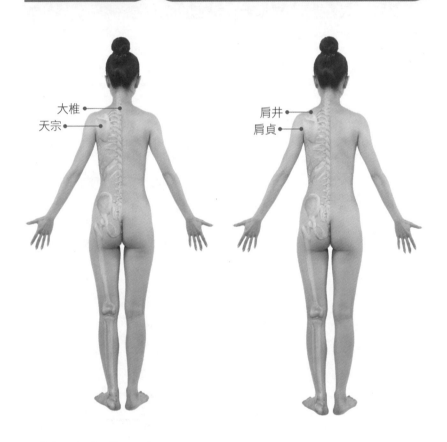

大椎
天宗

肩井
肩貞

選穴及治療方法

留罐法		
所選穴位	治療方法	治療頻率
大椎、天宗、肩井、肩貞、阿是穴	採取閃火法將罐吸附在穴位上，留罐5～10分鐘	每日或隔日1次

國醫大師解析隨症加穴

(項強，肩背痛) ➕ (大杼)

大杼穴可以舒筋活絡、堅筋益骨，在此穴拔罐，可促進頸肩部經脈氣血運行，緩解項強、肩背痛等症狀，達到防治頸椎病的目的。

用閃火法將罐吸附在大杼穴上，留罐 5 ～ 10 分鐘。

(肩部壓痛明顯) ➕ (肩髃)

當肩部出現明顯壓痛時，可以透過刺激肩部的穴位進行止痛。肩髃穴位於肩部三角肌上，有通經活絡的作用，主治肩臂痺痛、上肢不遂等病症。

用拔罐器將氣罐吸附在肩髃穴上，留罐 5 ～ 10 分鐘。

(上肢麻木) ➕ (外關)

上肢麻木多由頸部經脈不通暢而致上肢血液循環不暢、氣血運行瘀滯引起。外關穴位於手臂背側，具有通經活絡的作用，可對此穴進行走罐，以疏通上肢經脈氣血，改善上肢麻木的症狀。

用閃火法將小號罐吸附在外關穴上，沿手臂背側中線來回走罐 10 次，至局部皮膚潮紅色為度。

(項背僵痛，煩熱不寧) ➕ (曲池)

體內熱勢過盛時，則會出現煩熱不寧、項背僵痛等症狀。曲池有清熱和營、理氣通絡的功效，在此穴拔罐可退熱除煩，改善經絡氣血運行。

用閃火法將小號罐吸附在曲池穴上，留罐 5 ～ 10 分鐘。

肩周炎

肩周炎，又稱漏肩風、凍結肩，全稱為肩關節周圍炎。起初肩部某一處出現疼痛，並與動作、姿勢有明顯關係。隨著病程延長，疼痛範圍逐漸擴大，並牽涉到上臂中段，同時伴有肩關節活動受限，嚴重時患肢不能梳頭、洗臉。

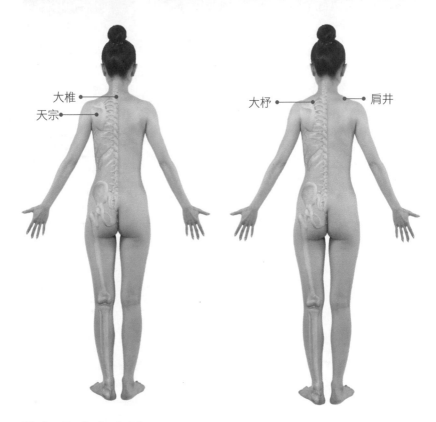

大椎　　大杼　　肩井
天宗

選穴及治療方法

留罐法		
所選穴位	治療方法	治療頻率
大椎、大杼	採取閃火法將罐吸附在穴位上，留罐 5～10 分鐘	每日 1 次
肩井、天宗	用拔罐器將罐吸附在穴位上，留罐 5～10 分鐘	每日 1 次

國醫大師解析隨症加穴

遇風寒痛增，得溫痛減 ➕ 附分

外感風寒之邪，則遇風寒痛增，得溫痛減。附分穴能舒經活絡、祛風散寒，對治療頸椎病、肩周炎、肘臂麻木、肋間神經痛等病症均有較好的療效。

> 用閃火法將罐吸附在附分穴上，留罐 5 ～ 10 分鐘。

肩痛拒按，舌暗或有瘀斑 ➕ 內關

瘀血阻絡，則出現肩痛拒按，舌暗或有瘀斑的症狀。內關穴能理氣止痛，疏通局部氣血以緩解疼痛，可在此穴進行拔罐治療。

> 用閃火法將小號罐吸附在內關穴上，留罐 5 ～ 10 分鐘。

肘中痛難屈伸，手臂紅腫 ➕ 曲池

外感熱邪或內生火熱，則肘中痛難屈伸，手臂紅腫。曲池穴有清熱和營、理氣通絡之功效，在此穴拔罐，能清散體內之熱，疏通局部氣血，達到消腫止痛的目的。

> 用閃火法將小號罐吸附在曲池穴上，留罐 5 ～ 10 分鐘。

頭暈目眩，四肢乏力 ➕ 足三里

脾胃虛弱，其運化水穀之功能失調，體內攝入營養精微物質不足，則會出現頭暈目眩、四肢乏力的症狀。足三里是足陽明胃經合穴，可和胃健脾、補養氣血，可在此穴進行拔罐以調補脾胃。

> 用閃火法將罐吸附在足三里穴上，留罐 5 ～ 10 分鐘。

網球肘

網球肘又稱肱骨外上髁炎，本病一般發病較為緩慢，患者自覺肘關節外上方活動痛，疼痛有時可向上或向下放射，感覺酸脹不適，不願活動。手不能用力握物，握鍬、提壺、擰毛巾、織毛衣等活動可使疼痛加重。

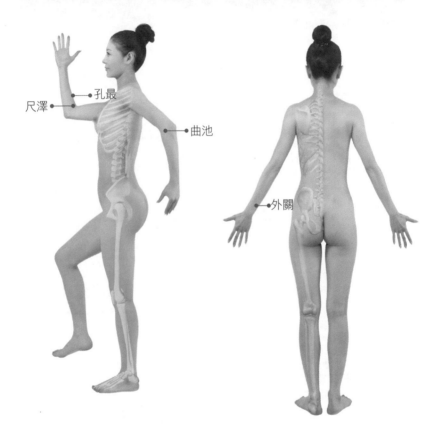

孔最
尺澤
曲池
外關

選穴及治療方法

留罐法		
所選穴位	治療方法	治療頻率
曲池、外關、孔最、尺澤	用拔罐器將罐吸附在穴位上，留罐 5 ～ 10 分鐘	每日 1 次

國醫大師解析隨症加穴

(肩部疼痛，上肢不舉) ＋ (肩髃)

當肩部出現疼痛、上肢不舉時，可以透過刺激肩部的穴位進行止痛。肩髃穴位於肩部三角肌上，有通經活絡的作用，主治肩臂痹痛、上肢不遂等病症。

> 用拔罐器將氣罐吸附在肩髃穴上，留罐 5 ～ 10 分鐘。

(手臂無力) ＋ (手三里)

手臂局部血液運行不暢，血不能濡養經脈時，會出現手臂無力的表現。手三里穴位於前臂背面，為養生強健穴。在此穴拔罐可以通經活絡，增強免疫力。

> 用閃火法將小號罐吸附在手三里穴上，留罐 5 ～ 10 分鐘。

(頸項強直，肩頸疼痛) ＋ (大椎)

氣血運行不暢，瘀滯於頸肩部血脈時，易出現頸項強直、肩頸疼痛的症狀。大椎穴位於後頸部，能疏通局部經氣，使脈絡通暢，通則不痛。

> 先用三棱針點刺大椎穴 3 ～ 5 下，再將罐吸附在穴位上，
> 留罐 5 分鐘。

(肩背酸痛) ＋ (肩井)

氣血運行不暢，瘀滯於肩背部血脈時，易出現肩背酸痛。肩井穴可疏經通絡、活血止痛，在此穴拔罐，能有效減輕局部酸痛。

> 用閃火法將罐吸附在肩井穴上，留罐 5 ～ 10 分鐘。

急性腰扭傷

俗稱「閃腰」，本病多因超負荷活動、姿勢不正確、動作不協調、突然失足、猛烈提物、活動時沒有準備、活動範圍太大等造成。患者傷後立即出現腰部疼痛，呈持續性劇痛，腰部活動受限，不能挺直，俯、仰、扭轉困難。

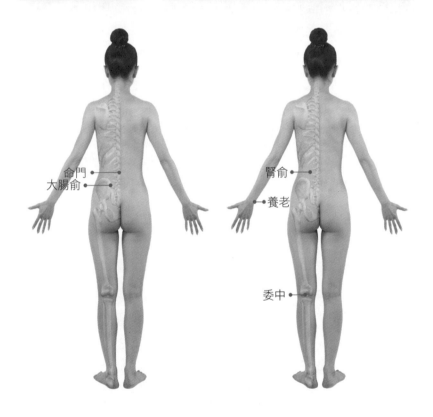

命門
大腸俞

腎俞
養老

委中

選穴及治療方法

針罐法		
所選穴位	治療方法	治療頻率
大腸俞、委中、養老、腎俞、命門、阿是穴	將所選穴位進行常規消毒後，將毫針快速刺入穴位皮下，待得氣後留針拔罐，以閃火法將罐吸拔在穴位上，留罐 5～10 分鐘後起罐取針	每日 1 次

國醫大師解析隨症加穴

小便不利，下腹墜脹 ➕ 氣海

　　中氣不足，中氣下陷，則小便不利、下腹墜脹。氣海穴為先天元氣之海，有培補元氣之功，能調補中氣，改善氣虛氣陷之症。

　　用閃火法將罐吸附在氣海穴上，留罐 5 ～ 10 分鐘。

腰椎一側或兩側疼痛 ➕ 手三里

　　腰部血液運行不暢，經脈氣血瘀滯時，會出現腰椎一側或兩側疼痛的表現，可選擇腰部遠端的手三里穴進行治療。手三里穴為養生強健穴，在此穴拔罐可以通經活絡，增強免疫力。

　　用閃火法將小號罐吸附在手三里穴上，留罐 5 ～ 10 分鐘。

腰部正中扭傷 ➕ 腰陽關

　　腰陽關穴位於腰部，當後正中線上，有補腎壯腰、舒筋活絡的功效。在此穴拔罐，對治療腰部正中扭傷效果較為顯著。

　　用閃火法將罐吸附在腰陽關穴上，留罐 5 ～ 10 分鐘。

腰骶部疼痛明顯 ➕ 次髎

　　次髎穴位於第二骶後孔中，透過在此穴拔罐來刺激局部氣血運行，促進腰骶部血液循環，可有效改善腰骶部疼痛。

　　用閃火法將罐吸附在次髎穴上，留罐 5 ～ 10 分鐘。

腰椎間盤突出症

腰椎間盤突出症，臨床表現為腰部疼痛，嚴重者可影響翻身和坐立。一般休息後症狀減輕，咳嗽、打噴嚏或大便用力，均可使疼痛加劇。下肢多為放射痛，出現腰部活動障礙，以後伸障礙最為明顯。

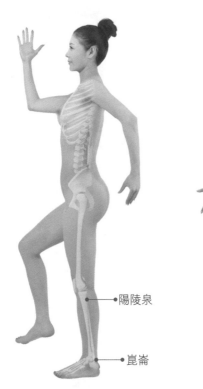

陽陵泉

崑崙

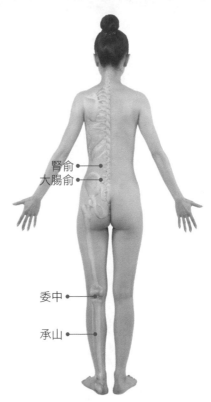

腎俞
大腸俞

委中

承山

選穴及治療方法

留罐法		
所選穴位	治療方法	治療頻率
腎俞、大腸俞、委中、陽陵泉、承山、崑崙	將所選穴位進行常規消毒後，將毫針快速刺入穴位皮下，待得氣後留針拔罐。採取閃火法將罐吸附在穴位上，留罐 5～10 分鐘	每日 1 次

國醫大師解析隨症加穴

腰部肌肉僵硬 ⊕ 膈俞

腰部血液循環不暢，血液瘀積，則會出現腰部肌肉僵硬的症狀。膈俞穴能理氣寬胸、活血通脈，加速血液流通，緩解血瘀症狀。

用閃火法將罐吸附在膈俞穴上，留罐 5 ～ 10 分鐘。

腰眼疼痛明顯 ⊕ 腰眼

腎是先天之本，腎氣充足，身體才會強健。腰眼穴位於帶脈之中，為腎臟所在部位。刺激腰眼穴能疏通帶脈，強壯腰脊，還能防治風寒引起的腰痛症，改善腰眼疼痛。

用拔罐器將氣罐吸附在腰眼穴上，留罐 5 ～ 10 分鐘。

腰骶部疼痛明顯 ⊕ 次髎

次髎穴位於第二骶後孔中，通過在此穴拔罐來刺激局部氣血運行，促進腰骶部血液循環，可有效改善腰骶部疼痛。

用閃火法將罐吸附在次髎穴上，留罐 5 ～ 10 分鐘。

小便不利，下腹墜脹 ⊕ 志室

腰骶部氣血運行不暢時，也會出現小便不利、下腹墜脹的症狀。志室穴是保養腎臟的重要穴位，有強壯腰膝的作用，可以治療膀胱炎、尿道炎、下肢癱瘓、腰肌勞損、陰囊濕疹、腎絞痛等多種疾病。

用閃火法將罐吸附在志室穴上，留罐 5 ～ 10 分鐘。

坐　骨
神經痛

坐骨神經痛根據病變部位的不同，可分為根性和幹性兩種。前者表現為疼痛常自腰部向一側臀、腿及足部放射，呈燒灼樣或刀割樣疼痛，咳嗽及用力時疼痛可加劇；後者疼痛常從臀部向股後、小腿後外側及足外側放射。

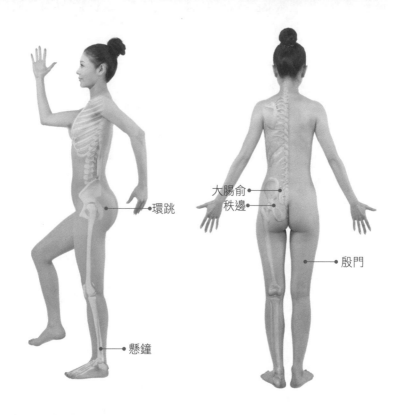

大腸俞
秩邊

環跳

殷門

懸鐘

選穴及治療方法

針罐法		
所選穴位	治療方法	治療頻率
大腸俞、環跳、殷門、秩邊、懸鐘	將所選穴位常規消毒後，將毫針快速刺入穴位皮下，待得氣後留針拔罐。採取閃火法將罐吸附在穴位上，留罐 5～10 分鐘後起罐取針	每日 1 次

國醫大師解析隨症加穴

腰腿疼痛，痛處固定不移 ➕ 血海

腰部血液循環不暢，血液瘀積，則會出現腰腿疼痛，痛處固定不移的症狀。可選用具有活血通竅、止痛作用的血海穴進行拔罐，血脈通暢則痛止。

先用三棱針點刺血海穴 3 ～ 5 下，再將罐吸附在穴位上，留罐 10 分鐘。

下肢痿痺 ➕ 委中

下肢氣血不足，不能濡養經脈時，就會出現下肢痿痺。委中穴位於膕橫紋中點上，能舒經活絡，改善下肢氣血循環。

用閃火法將小號罐吸附在委中穴上，留罐 5 ～ 10 分鐘。

下肢疼痛，伴抽筋 ➕ 承山

下肢氣血運行不暢時，會出現下肢疼痛，伴有抽筋的症狀。承山穴是治療小腿抽筋的常用穴，有理氣止痛、舒筋活絡的功效，常用於治療腰腿拘急疼痛、痔瘡、便秘等病症。

用閃火法將罐吸附在承山穴上，留罐 5 ～ 10 分鐘。

腰腿冷重，遇冷加重 ➕ 腰陽關

當外感寒濕之邪或內生寒濕時，寒濕困於腰腿部則會出現腰腿冷重，遇冷加重的症狀。腰陽關穴是督脈上元陰、元陽的相交點，是陽氣通行的關隘，有祛寒除濕、舒筋活絡的功效。在此穴拔罐能有效改善寒濕症狀。

用閃火法將罐吸附在腰陽關穴上，留罐 5 ～ 10 分鐘。

膝關節炎

膝關節炎是最常見的關節炎，以軟骨磨損為其主要致病因素，好發於體重偏重者和中老年人。發病前期沒有明顯症狀。繼之，發展為膝關節深部疼痛、壓痛，關節僵硬僵直、麻木、屈伸不利、腫脹。

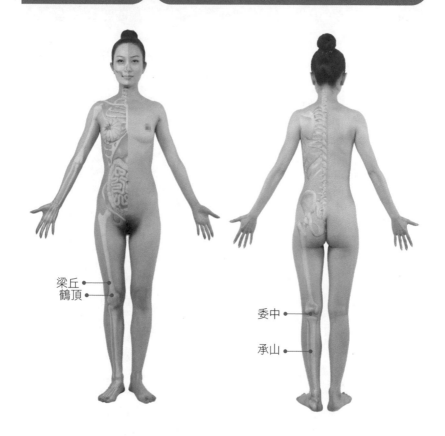

梁丘
鶴頂

委中

承山

選穴及治療方法

留罐法		
所選穴位	治療方法	治療頻率
鶴頂、梁丘、承山、委中	採取閃火法將罐吸附在穴位上，留罐 5～10 分鐘	每日 1 次

國醫大師解析隨症加穴

(膝關節紅腫，痛不可觸) ✚ (曲池)

外感熱邪或內生火熱，則膝關節紅腫，痛不可觸。曲池穴有清熱和營、理氣通絡之功效，在此穴拔罐，能清散體內之熱，疏通局部氣血，達到消腫止痛的目的。

用閃火法將小號罐吸附在曲池穴上，留罐 5 ～ 10 分鐘。

(下肢痿痹) ✚ (足三里)

下肢氣血不足，不能濡養經脈時，就會出現下肢痿痹。足三里穴位於小腿部，有扶正培元、通經活絡、健脾和胃的功效。脾胃健則氣血生化有源，氣血充足，經脈通暢，則下肢痿痹將得到較明顯改善。

用閃火法將罐吸附在足三里穴上，留罐 5 ～ 10 分鐘。

(膝臏腫痛) ✚ (陽陵泉)

膝部氣血運行不暢時，會出現膝臏腫痛。陽陵泉穴是筋之會穴，為筋氣聚會之處，能舒筋活絡、強健腰膝，可用於治療腰腿痛、膝關節炎、坐骨神經痛等病症，幫助患者從病痛中解脫出來，恢復腰膝強健的狀態。

用閃火法將罐吸附在陽陵泉穴上，留罐 5 ～ 10 分鐘。

(下肢冷痛) ✚ (太谿)

寒凝於下肢，致下肢氣血運行不暢，則下肢冷痛。太谿穴能舒筋脈、行氣血、通絡止痛，可在此穴拔罐以緩解下肢疼痛。

用拔罐器將氣罐吸附在太谿穴上，留罐 5 ～ 10 分鐘。

小腿抽筋

腓腸肌痙攣，俗稱小腿抽筋，其特點是腓腸肌突然發作的強直性痛性痙攣，牽掣、痛如扭轉，持續數十秒至數分鐘或更久。寒冷刺激、出汗過多、疲勞過度、睡眠不足、缺鈣、睡眠姿勢不好、動脈硬化等都會引起腓腸肌痙攣。

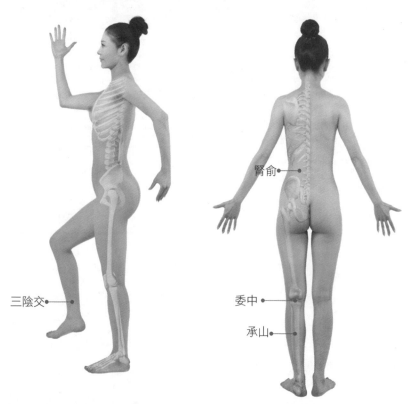

三陰交

腎俞

委中

承山

選穴及治療方法

留罐法		
所選穴位	治療方法	治療頻率
腎俞、承山	採取閃火法將罐吸附在穴位上，留罐5～10分鐘	每日1次
委中、三陰交	用拔罐器將罐吸附在穴位上，留罐5～10分鐘	每日1次

國醫大師解析隨症加穴

膝關節疼痛 ✛ 鶴頂

膝部氣血運行不暢時，會出現膝關節疼痛的症狀。鶴頂穴有通利關節、舒筋活絡、強腰膝的功效，主治膝關節酸痛、腿足無力、下肢痿軟、腳氣等各種膝關節病和下肢病症。

> 用閃火法將罐吸附在鶴頂穴上，留罐 10 分鐘。

下肢冷痛 ✛ 陽陵泉

寒凝於下肢，致下肢氣血運行不暢，則下肢冷痛。陽陵泉穴是筋之會穴，為筋氣聚會之處，能舒筋活絡、強健腰膝，可用於治療腰腿痛、膝關節炎、坐骨神經痛等病症，幫助患者從病痛中解脫出來，恢復腰膝強健的狀態。

> 用閃火法將罐吸附在陽陵泉穴上，留罐 5～10 分鐘。

下肢痿痹 ✛ 足三里

下肢氣血不足，不能濡養經脈時，就會出現下肢痿痹。足三里穴位於小腿部，有扶正培元、通經活絡、健脾和胃的功效，脾胃健則氣血生化有源，氣血充足，經脈通暢，則下肢痿痹將得到較明顯改善。

> 用閃火法將罐吸附在足三里穴上，留罐 5～10 分鐘。

下肢酸軟無力 ✛ 懸鐘

濕困於下肢致下肢酸軟無力，可選用具有通經活絡、強筋壯骨功效的懸鐘穴進行拔罐，改善下肢氣血的運行，能治療下肢痿痹、半身不遂、腳氣、高血脂症、高血壓、頸椎病等多種疾病。

> 用閃火法將小號罐吸附在懸鐘穴上，留罐 10 分鐘。

腳踝疼痛

腳踝疼痛是由於不適當運動，稍微超出了腳踝的承受力，造成腳踝軟組織損傷，出現了一定的疼痛症狀。重者可造成腳踝滑膜炎、創傷性關節炎等疾病。此外，過勞或過冷刺激也會引起腳踝疼痛。

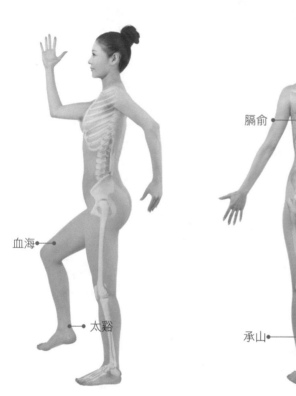

血海

太谿

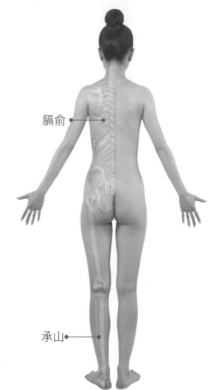

膈俞

承山

選穴及治療方法

留罐法		
所選穴位	治療方法	治療頻率
膈俞、血海、承山、太谿	採取閃火法將罐吸附在穴位上，留罐 5 ～ 10 分鐘	每日 1 次

國醫大師解析隨症加穴

下肢痿痹 ➕ 足三里

下肢氣血不足，不能濡養經脈時，就會出現下肢痿痹。足三里穴位於小腿部，有扶正培元、通經活絡、健脾和胃的功效，脾胃健則氣血生化有源，氣血充足，經脈通暢，則下肢痿痹將得到較明顯改善。

> 用閃火法將罐吸附在足三里穴上，留罐 5 ～ 10 分鐘。

足踝微腫，小便赤澀 ➕ 陰陵泉

濕熱灼傷經脈，氣機不暢而致足踝微腫、小便赤澀。陰陵泉穴是足太陰脾經上的合穴，善於調節脾腎的功能，能清利濕熱、通經活絡。

> 用閃火法將罐吸附在陰陵泉穴上，留罐 5 ～ 10 分鐘。

小腿抽筋、酸軟 ➕ 懸鐘

濕困於下肢致小腿抽筋、酸軟，可選用具有通經活絡、強筋壯骨功效的懸鐘穴進行拔罐，改善下肢氣血的運行，治療下肢痿痹、半身不遂、腳氣、高血脂症、高血壓、頸椎病等多種疾病。

> 用閃火法將小號罐吸附在懸鐘穴上，留罐 10 分鐘。

足踝紅腫，失眠 ➕ 照海

體內陰虛火旺，則足踝紅腫、失眠。照海穴具有滋腎陰、清虛熱之功效，在此穴拔罐有助於改善失眠、足踝紅腫之症。

> 用拔罐器將氣罐吸附在照海穴上，留罐 5 ～ 10 分鐘。

原發性骨質疏鬆

原發性骨質疏鬆症最常見的症狀是疼痛，以腰背痛多見，疼痛沿脊柱向兩側擴散，仰臥或坐位時疼痛減輕，直立時後伸或久立、久坐時疼痛加劇。日間疼痛減輕，夜間和清晨醒來時疼痛加重，彎腰、咳嗽、大便用力時加重。

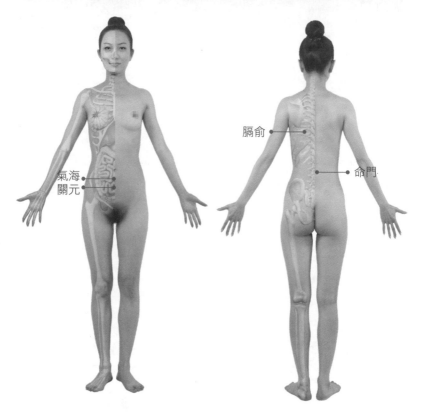

膈俞　　命門

氣海
關元

選穴及治療方法

針罐法		
所選穴位	治療方法	治療頻率
膈俞、命門、氣海、關元	將所選穴位常規消毒後，將毫針快速刺入穴位皮下，待得氣後留針拔罐。採取閃火法將罐吸附在穴位上，留罐 5～10 分鐘後起罐取針	每日 1 次

國醫大師解析隨症加穴

面色少華，脘悶納呆 ➕ 脾俞

脾氣虛弱，脾失健運，則氣血化生無源，氣血不足則面色少華、脘悶納呆。脾俞穴能健脾和胃，調理脾胃功能，促進營養物質消化吸收，氣血充足則面色如常，食慾也如常。

用閃火法將罐吸附在脾俞穴上，留罐 5 ～ 10 分鐘。

腰膝酸軟，耳鳴 ➕ 腎俞

腎氣虛衰，氣血不能上營於頭部和下達腰膝而濡養耳部與腰膝經脈，致腰膝酸軟、耳鳴。治當益腎助陽，透過在腎俞穴進行拔罐來調理腎氣，補腎培元。

用投火法將罐吸附在腎俞穴上，留罐 5 ～ 10 分鐘。

腰骶疼痛 ➕ 腰陽關

腰陽關穴位於腰部，有補腎壯腰、舒筋活絡的功效。在此穴拔罐，對治療腰骶疼痛效果較為顯著。

用閃火法將罐吸附在腰陽關穴上，留罐 5 ～ 10 分鐘。

下肢酸軟無力 ➕ 懸鐘

濕困於下肢致下肢酸軟無力，可選用具有通經活絡、強筋壯骨功效的懸鐘穴進行拔罐，改善下肢氣血的運行，治療下肢痿痺、半身不遂、腳氣、高血脂症、高血壓、頸椎病等多種疾病。

用閃火法將小號罐吸附在懸鐘穴上，留罐 5 ～ 10 分鐘。

肌肉萎縮

肌肉萎縮是指橫紋肌營養障礙，肌肉纖維變細甚至消失等導致的肌肉體積縮小的一種病症。肌肉萎縮患者常出現肌肉萎縮、勞動能力下降、患肢功能障礙等表現，且易併發褥瘡，給患者生活造成極大的不便。

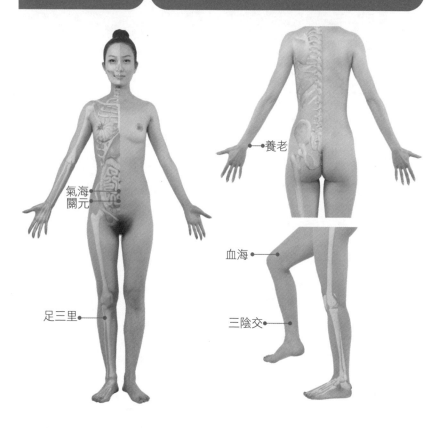

養老

氣海
關元

血海

足三里

三陰交

選穴及治療方法

針罐法		
所選穴位	治療方法	治療頻率
養老、氣海、關元、血海、足三里、三陰交	將所選穴位常規消毒後，將毫針快速刺入穴位皮下，待得氣後留針拔罐。採取閃火法將罐吸附在穴位上，留罐5～10分鐘後起罐取針	每日1次

國醫大師解析隨症加穴

上肢無力 + 外關

氣血瘀滯時，無以濡養經脈，上肢肌肉萎縮則無力。外關穴位於前臂背側，有通經活絡的功效，能改善上肢氣血運行，使經脈、肌肉得到濡養而有力。

用閃火法將小號罐吸附在外關穴上，留罐5～10分鐘。

發熱多汗 + 大椎

外感風熱之邪，則發熱多汗。大椎穴能清熱解表，主治熱病、惡寒發熱、感冒、咳嗽等外感病症。因此，在大椎穴上拔罐可助祛風清熱，退熱而汗止。

用閃火法將罐吸附在大椎穴上，留罐5～10分鐘。

肢體失用，腰膝酸軟 + 腰陽關

當外感寒濕之邪或內生寒濕時，寒濕困於腰腿部則會出現肢體失用、腰膝酸軟的症狀。腰陽關穴是督脈上元陰、元陽的相交點，是陽氣通行的關隘，有祛寒除濕、舒筋活絡的功效，在此穴拔罐能有效改善寒濕症狀。

用閃火法將罐吸附在腰陽關穴上，留罐5～10分鐘。

肢體萎軟，下肢為重 + 陰陵泉

濕熱灼傷經脈，氣機不暢而肢體肌肉、經脈無以為養，以致肢體萎軟，下肢為重。陰陵泉穴是足太陰脾經上的合穴，善於調節脾腎的功能，使氣血充足，經脈得養，而且還能清利濕熱、通經活絡。

用閃火法將罐吸附在陰陵泉穴上，留罐5～10分鐘。

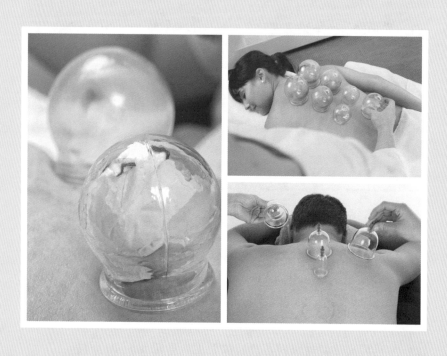

第七章 **婦科男科**

病症拔罐，

兩性生活更自在

　　現代社會，人們對於兩性疾病的認識有了很大突破，不再如舊社會時期談『性』色變。當人們患有兩性疾病時也會積極地了解並配合治療。拔罐療法可以讓人們足不出戶，在家中就能輕鬆改善病症。

　　本章介紹月經不調、痛經、陽痿、前列腺炎、不育症等 18 種常見婦科男科病症的選穴、拔罐手法及隨症加穴，為您解除兩性煩憂。

月經不調

月經的週期、量、色、質的任何一方面發生改變，均稱為月經不調。常見的有經期提前、經期延遲、經期延長、月經先後不定期等。經期提前是指月經週期短於 21 天者；經期延遲是指月經週期超過 35 天者。

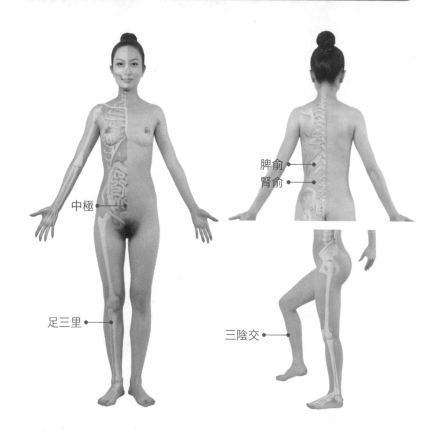

脾俞
腎俞
中極
足三里
三陰交

選穴及治療方法

留罐法		
所選穴位	治療方法	治療頻率
脾俞、腎俞、中極、足三里、三陰交	採取閃火法將罐吸附在穴位上，留罐 5～10 分鐘	每日 1 次

國醫大師解析隨症加穴

經亂不暢，胸脅乳房作脹 ➕ 期門

肝氣鬱結逆亂，氣亂血亂，衝任失司，血海蓄溢失常，則發為經亂不暢、胸脅乳房作脹。期門穴能疏肝健脾、理氣活血，在此穴拔罐有助於調節氣血，使衝任調和，月事如時而下。

> 用拔罐器將氣罐吸附在期門穴上，留罐 5 ～ 10 分鐘。

下腹冷痛 ➕ 關元

關元穴自古就是養生要穴，它具有培補元氣、理氣和血等作用，用於治療元氣虛損病症、婦科病症和下焦病症等效果顯著。在此穴拔罐，有助於減輕下腹冷痛症狀。

> 用閃火法將罐吸附在關元穴上，留罐 5 ～ 10 分鐘。

經遲量少，色淡質稀 ➕ 命門

腎虛封藏失職，開闔不利，衝任失調，腎虛則髓海不足，致經遲量少，色淡質稀。命門穴能溫通胞脈、活血通經、溫腎助陽，在此穴拔罐能改善月經量少的症狀。

> 用閃火法將罐吸附在命門穴上，留罐 5 ～ 10 分鐘。

經早，量多或少，色紅質稠 ➕ 太谿

腎氣虛弱則衝任不固，不能制約經血，遂致月經提前，量多或少，色紅質稠。太谿穴有滋陰益腎、壯陽強腰的功效，在此穴拔罐，有助於固衝調經。

> 用拔罐器將氣罐吸附在太谿穴上，留罐 5 ～ 10 分鐘。

閉經

女性超過 18 歲仍不來月經稱為原發性閉經；已經建立了正常月經週期後，連續 6 個月以上不來月經稱為繼發性閉經。先天性無子宮、刮宮過深、子宮內膜結核，或患有嚴重貧血、糖尿病，或環境改變、過度緊張、勞累等原因均可引起閉經。

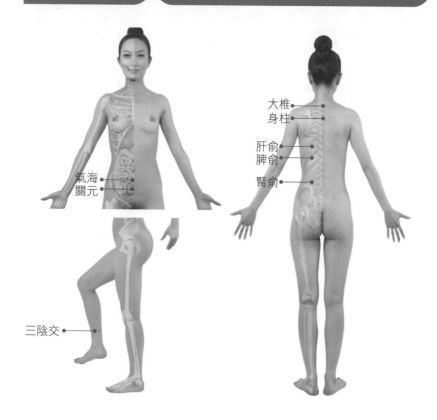

大椎
身柱
肝俞
脾俞
腎俞
氣海
關元
三陰交

選穴及治療方法

刺絡拔罐法		
所選穴位	治療方法	治療頻率
1. 大椎、脾俞、肝俞 2. 身柱、腎俞、氣海 3. 關元、三陰交	將所選穴位進行常規消毒，用三棱針點刺穴位，然後用閃火法將罐吸拔在穴位上，留罐 5～10 分鐘	每次 1 組穴，每日 1 次或隔日 1 次

國醫大師解析隨症加穴

心悸，胸脅脹滿 ＋ 內關

心氣不足，其行血之功能受到影響，則出現心悸、胸脅脹滿的症狀。內關穴能補益心氣、活血通絡，助心行血則氣血運行通暢，病痛減輕。

> 用拔罐器將氣罐吸附在內關穴上，留罐 5 ～ 10 分鐘。

形寒肢冷，小腹冷痛 ＋ 命門

命門之火為人身陽氣之根本，當命門火衰時，其對機體各臟腑組織的推動、溫煦作用會減弱，從而出現形寒肢冷、小腹冷痛的症狀。在命門穴拔罐，可以培元固本、溫腎助陽，使命門之火旺盛，增強其對機體的溫煦作用。

> 用投火法將罐吸附在命門，留罐 5 ～ 10 分鐘。

潮熱盜汗 ＋ 太谿

陰虛則虛熱內生，睡時衛陽入裏，肌表不密，虛熱蒸津外泄，故盜汗出。陰虛潮熱體現為午後或夜間發熱加重，體溫並不高，多見胸中煩熱，手足心發熱。太谿穴能滋陰益腎，增補陰液，緩解潮熱、盜汗。

> 用拔罐器將氣罐吸附在太谿穴上，留罐 5 ～ 10 分鐘。

小腹脹痛拒按，舌質紫暗 ＋ 太衝

氣機鬱滯，氣滯血瘀，瘀阻胞脈，故小腹脹痛拒按，舌質紫暗。太衝穴為肝經之俞穴、原穴，在此穴拔罐可疏肝理氣，通調三焦，氣行血暢，使人心平氣和，養護肝臟健康，遠離疾病困擾。

> 用拔罐器將氣罐吸附在太衝穴上，留罐 5 ～ 10 分鐘。

痛經

痛經大多數發生在月經前 1～2 日或月經來潮時，常為下腹部陣發性絞痛，有時也可放射至陰道、肛門及腰部，可同時伴有噁心、嘔吐、尿頻、便秘或腹瀉等症狀。疼痛劇烈時可表現為面色蒼白、手腳冰涼、出冷汗，甚至昏厥。

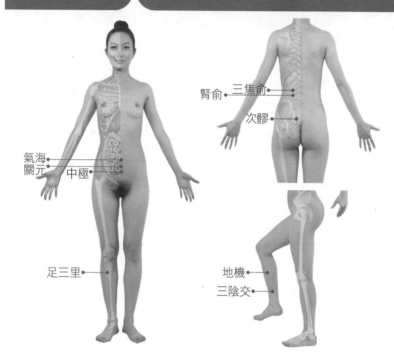

腎俞．三焦俞．
次髎．
氣海．
關元．中極．
地機．
三陰交．
足三里．

選穴及治療方法

留罐法、針罐法		
所選穴位	治療方法	治療頻率
腎俞、三焦俞、氣海、關元、中極、足三里	採取閃火法將罐吸附在穴位上，留罐 5～10 分鐘	每日 1 次
次髎、三陰交、地機	將所選穴位進行常規消毒後，將毫針快速刺入穴位皮下，待有得氣感後留針拔罐，採用閃火法將罐吸拔在穴位上，5～10 分鐘後起罐，再留針 5～10 分鐘	每日 1 次

國醫大師解析隨症加穴

腹脹 ➕ 天樞

氣虛血少，經行血泄，衝任氣血更虛，胞脈失於濡養，「不榮則痛」，故痛經、腹脹。天樞穴能健脾理氣，使氣行血暢，有效減輕痛經和腹脹。

用閃火法將罐吸附在天樞穴上，留罐 5 ～ 10 分鐘。

經前乳房脹痛 ➕ 肝俞

肝鬱氣滯，氣滯血瘀，瘀滯衝任，血行不暢，經前經時氣血下注衝任，胞脈氣血更加壅滯，「不通則痛」，故痛經、經前乳房脹痛。刺激肝俞穴有調肝護肝的作用，使肝之疏泄功能正常，氣機調暢，衝任血行通暢，臟腑功能正常協調。

先用閃火法將罐吸附在肝俞穴上，反覆吸拔幾次，
再留罐 5 ～ 10 分鐘。

頭暈，耳鳴 ➕ 懸鐘

肝膽火旺，上擾清竅，則頭暈、耳鳴。懸鐘穴能疏肝瀉膽、通經活絡，在此穴進行拔罐，可清瀉肝膽火熱。

用拔罐器將氣罐吸附在懸鐘穴上，留罐 5 ～ 10 分鐘。

疼痛劇烈，經色紫紅 ➕ 太衝

氣機鬱滯，氣滯血瘀，瘀阻胞脈，則疼痛劇烈，經色紫紅。太衝穴為肝經之俞穴、原穴，在此穴拔罐可疏肝理氣，通調三焦，氣行血暢，使人心平氣和，養護肝臟健康，遠離疾病困擾。

用拔罐器將氣罐吸附在太衝穴上，留罐 5 ～ 10 分鐘。

崩漏

崩漏，是指婦女非週期性子宮出血。其發病急驟，暴下如注，大量出血者為「崩」；發病勢緩，出血量少，淋漓不絕者為「漏」。本病的主要病機是衝任損傷，不能制約經血。常見的病因有腎虛、脾虛、血熱和血瘀。

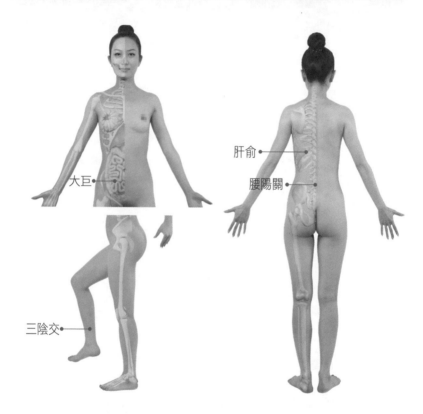

肝俞

腰陽關

大巨

三陰交

選穴及治療方法

針罐法		
所選穴位	治療方法	治療頻率
大巨、肝俞、腰陽關、三陰交	消毒穴位後，用毫針刺入穴中，得氣後留針。用閃火法將罐吸拔在穴位上，留罐5～10分鐘後起罐取針	每日1次

國醫大師解析隨症加穴

漏下不止，色暗有血塊 ➕ 膈俞

　　氣滯血瘀，瘀阻衝任，血不循經，非時而下，發為漏下不止，色暗有血塊。膈俞穴能理氣寬胸、活血通脈，加速血液流通，緩解血瘀症狀。

　　用閃火法將罐吸附在膈俞穴上，留罐 5～10 分鐘。

下血淋漓不盡，血色淡 ➕ 脾俞

　　脾氣虛，中氣下陷，衝任不固，血失統攝，非時而下，遂致下血淋漓不盡，血色淡。脾俞穴能益氣健脾，增強脾運化及統血功能，使氣血化生有源，氣血充足而衝任調和。

　　用閃火法將罐吸附在脾俞穴上，留罐 5～10 分鐘。

下血量多，色深紅 ➕ 血海

　　感受寒、熱之邪，寒凝或熱灼致瘀，瘀阻衝任，血不循經，非時而下，則下血量多，色深紅。血海穴有健脾化濕、調經統血、行血活血的功效，對月經不調、功能性子宮出血、子宮內膜炎等病均有較好的療效。

　　用閃火法將罐吸附在血海穴上，留罐 5～10 分鐘。

下血量多，有血塊 ➕ 太衝

　　肝鬱化火，火熱內盛，熱傷衝任，迫血妄行，非時而下，下血量多，有血塊。太衝穴為肝經之俞穴、原穴，在此穴拔罐可疏肝理氣，通調三焦，氣行血暢，使人心平氣和，養護肝臟健康，遠離疾病困擾。

　　用拔罐器將氣罐吸附在太衝穴上，留罐 5～10 分鐘。

帶下病

帶下即白帶。帶下的量明顯增多，顏色、性質、氣味異常，或伴全身、局部症狀者，稱為帶下病。病理性白帶表現為白帶量多，持續不斷，或顏色、性質、氣味等見異常變化，並伴有乏力、腰酸腹冷、小腹墜脹、陰部瘙癢、小便短黃等症狀。

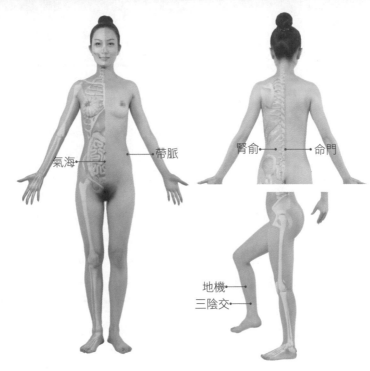

氣海　　帶脈　　腎俞　　命門　　地機　　三陰交

選穴及治療方法

留罐法、刺絡拔罐法		
所選穴位	治療方法	治療頻率
氣海、帶脈、命門、腎俞、地機、三陰交	採取閃火法將罐吸附在穴位上，留罐5～10分鐘	每日1次或隔1～2日1次
腰陽關、腰眼	將所選穴位進行常規消毒，用三棱針快速點刺穴位，然後用閃火法將罐吸拔在穴位上，留罐5～10分鐘	

國醫大師解析隨症加穴

(帶下色白，食少便塘) ➕ (脾俞)

　　脾虛運化失職，水濕內停，下注任帶，則帶下色白、食少便塘。脾俞穴能益氣健脾，增強脾運化及統血功能，使氣血化生有源，氣血充足而任帶調和。

　　用閃火法將罐吸附在脾俞穴上，留罐 5 ～ 10 分鐘。

(帶下色黃，身熱尿赤) ➕ (次髎)

　　素體陰虛，感受濕熱之邪，傷及任帶，則帶下色黃，身熱尿赤。次髎穴能調經止痛，透過調節衝任帶脈，使月經、帶下正常，主治月經不調、痛經、帶下、陽痿、早泄等男女科疾病。

　　用閃火法將罐吸附在次髎穴上，留罐 5 ～ 10 分鐘。

(帶下色紅) ➕ (血海)

　　帶下色紅，為赤帶，可因血瘀化熱，損傷胞絡所致。血海穴有健脾化濕、調經統血、行血活血的功效，對月經不調、功能性子宮出血、子宮內膜炎等病均有較好的療效。

　　用閃火法將罐吸附在血海穴上，留罐 5 ～ 10 分鐘。

(陰部瘙癢) ➕ (太衝)

　　情志不暢，肝鬱化火，肝熱脾濕，濕熱互結，流注下焦，損及任帶，約固無力，而成帶下病，伴有陰部瘙癢。對太衝穴進行拔罐可疏肝理氣，通調三焦，氣行血暢，緩解瘙癢，養護肝臟健康。

　　用拔罐器將氣罐吸附在太衝穴上，留罐 5 ～ 10 分鐘。

慢性盆腔炎

盆腔炎包括子宮肌炎、子宮內膜炎、輸卵管炎、卵巢炎、盆腔結締組織炎和盆腔腹膜炎。主要症狀為白帶增多，腰骶部酸痛，部分女性還伴有小腹陣痛，同時還可能出現精神衰弱、失眠、精神不振、尿頻、尿急、尿痛、月經紊亂等症狀。

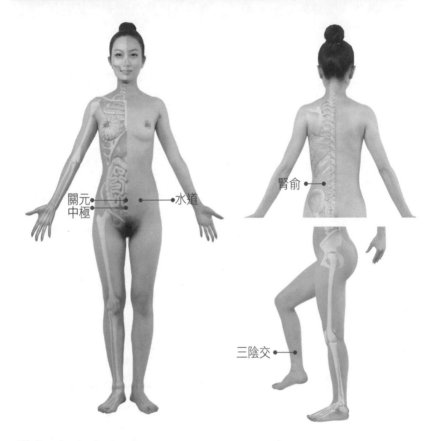

關元
中極
水道
腎俞
三陰交

選穴及治療方法

留罐法		
所選穴位	治療方法	治療頻率
關元、中極、水道、腎俞、三陰交	採取閃火法將罐吸附在穴位上，留罐 5 ～ 10 分鐘	每日 1 次

國醫大師解析隨症加穴

下腹墜脹，氣短聲低 ⊕ 氣海

中氣不足，中氣下陷，則下腹墜脹、氣短聲低。氣海穴為先天元氣之海，有培補元氣之功，能調補中氣，改善氣虛氣陷之症。

> 用閃火法將罐吸附在氣海穴上，留罐 5 ～ 10 分鐘。

腹痛，經行可見血塊 ⊕ 血海

肝鬱氣滯，氣滯血瘀，或經期產後，餘血內留，蓄而成瘀，瘀滯衝任，血行不暢，經前經時氣血下注衝任，胞脈氣血更加壅滯，則經行可見血塊、腹痛。血海穴有健脾化濕、調經統血、行血活血的功效。

> 用閃火法將罐吸附在血海穴上，留罐 5 ～ 10 分鐘。

神疲倦怠，夜寐不寧 ⊕ 心俞

心氣不足，則無力推動血液循環，易致神疲倦怠、夜寐不寧等症。可選用具有調補心氣、益氣養血作用的心俞穴進行拔罐，以改善上焦血液循環，使上焦氣血運行通暢。

> 用閃火法將罐吸附在心俞穴上，留罐 5 ～ 10 分鐘。

小便不利 ⊕ 次髎

小便不利具體可表現為小便量減少、排尿困難及小便完全閉塞不通，與腎元虛衰有關。次髎穴能益氣壯陽、補益腎氣，腎精充足則氣化正常，則小便的生成和排泄也正常。

> 用閃火法將罐吸附在次髎穴上，留罐 5 ～ 10 分鐘。

子宮脱垂

子宮脱垂，又稱為「陰脱」「子宮脱出」等，是指子宮從正常位置向下移位，甚至完全脱出於陰道口外。身體虛弱，產後身虛，氣虛下陷或腎虛不固，致胞絡損傷，不能提攝子宮等。

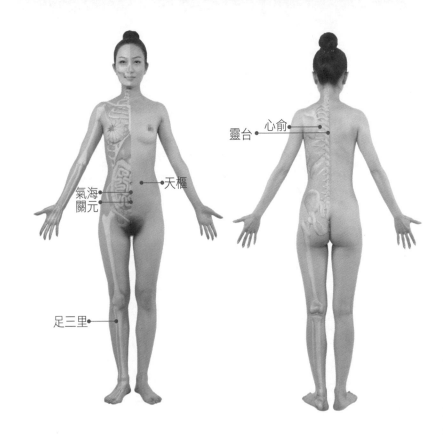

心俞
靈台

天樞
氣海
關元

足三里

選穴及治療方法

留罐法		
所選穴位	治療方法	治療頻率
天樞、氣海、關元、心俞、靈台、足三里	採取閃火法將罐吸附在穴位上，留罐5～10分鐘	每日或隔日1次

國醫大師解析隨症加穴

(月經不調) ➕ (血海)

素體虛弱，氣血俱虛，則衝任不固，月經不調。血海穴有健脾化濕、調經統血、行血活血的功效，對月經不調、功能性子宮出血、子宮內膜炎等病均有較好的療效。

> 用閃火法將罐吸附在血海穴上，留罐 5 ～ 10 分鐘。

(白帶清稀，食少便塘) ➕ (脾俞)

脾虛運化失職，水濕內停，下注任帶，則白帶清稀、食少便塘。脾俞穴能益氣健脾，增強脾運化及統血功能，使氣血化生有源，氣血充足而任帶調和。

> 用閃火法將罐吸附在脾俞穴上，留罐 5 ～ 10 分鐘。

(胸脅、乳房脹痛) ➕ (肝俞)

肝鬱氣滯，氣滯血瘀，瘀滯衝任，血行不暢，經前經時氣血下注衝任，胞脈氣血更加壅滯，故胸脅、乳房脹痛。刺激肝俞穴可起到調肝護肝的作用，使肝之疏泄功能正常，氣機調暢，衝任血行通暢，臟腑功能正常協調。

> 先用閃火法將罐吸附在肝俞穴上，反覆吸拔幾次，
> 再留罐 5 ～ 10 分鐘。

(腰腹冷痛) ➕ (腰陽關)

當外感寒濕之邪或內生寒濕時，寒濕困於腰腹部則會出現腰腹冷痛的症狀。腰陽關穴是督脈上元陰、元陽的相交點，是陽氣通行的關隘，有祛寒除濕、舒筋活絡的功效，在此穴拔罐能有效改善寒濕症狀。

> 用閃火法將罐吸附在腰陽關穴上，留罐 5 ～ 10 分鐘。

乳腺增生

乳腺增生，中醫稱為「乳癖」，臨床表現為乳房脹痛，具有週期性，常發生或加重於月經前期及月經期。乳房腫塊常為多發性，扁平或呈串珠狀結節，大小不一，質韌不硬，邊界不清，推之可動，經前增大，經後縮小，病程長，發展緩慢。

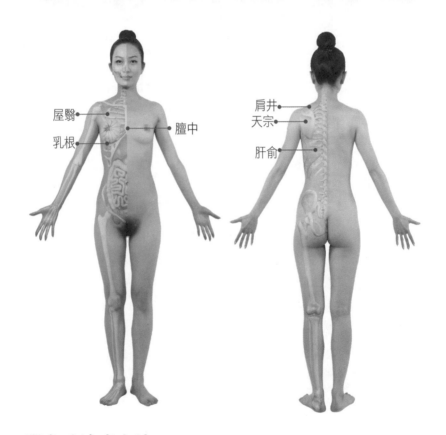

屋翳
乳根
膻中
肩井
天宗
肝俞

選穴及治療方法

留罐法		
所選穴位	治療方法	治療頻率
屋翳、乳根、膻中、天宗、肩井、肝俞	採取閃火法將罐吸附在穴位上，留罐 10～15 分鐘	每日 1 次

國醫大師解析隨症加穴

煩躁易怒，失眠多夢 ＋ 內關

心氣不足，其行血之功能受到影響，則出現煩躁易怒、失眠多夢的症狀。內關穴能補益心氣、活血通絡，助心行血則氣血運行通暢，病痛減輕。

用拔罐器將氣罐吸附在內關穴上，留罐 5 ～ 10 分鐘。

面色不華，月經紊亂 ＋ 血海

素體虛弱，氣血俱虛，則衝任不固，月經紊亂、面色不華。血海穴有健脾化濕、調經統血、行血活血的功效，對月經不調、功能性子宮出血、子宮內膜炎等病均有較好的療效。

用閃火法將罐吸附在血海穴上，留罐 5 ～ 10 分鐘。

乳房脹痛伴有燒灼感 ＋ 三陰交

肝鬱痰凝，氣血瘀滯，阻於乳絡，則發為乳房脹痛伴有燒灼感。三陰交穴為婦科疾病特效穴，有益血活血、補益肝腎的功效，能有效改善乳房脹痛。

用閃火法將小號罐吸附在三陰交穴上，留罐 5 ～ 10 分鐘。

胸脅脹滿 ＋ 肝俞

情志不遂，或受到精神刺激，導致肝氣鬱結，氣機阻滯，阻於胸脅則發為胸脅脹滿。肝俞穴為肝臟的保健要穴，刺激此穴有調肝護肝的作用，使肝之疏泄功能正常，氣機調暢，衝任血行通暢，臟腑功能正常協調。

先用閃火法將罐吸附在肝俞穴上，反覆吸拔幾次，
再留罐 5 ～ 10 分鐘。

不孕症

女子婚後夫妻同居 2 年以上，配偶生殖功能正常，未避孕而未受孕者，或曾孕育過，未避孕又間隔 2 年以上未再受孕者，稱為「不孕症」。

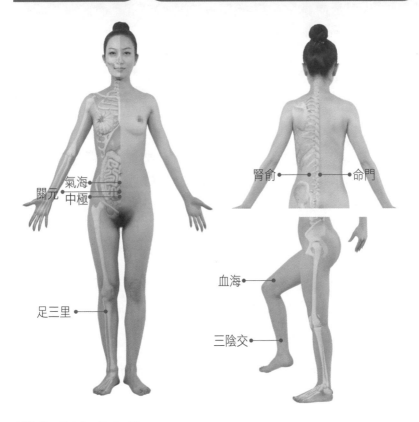

氣海
關元 中極
腎俞 命門
血海
足三里
三陰交

選穴及治療方法

留罐法		
所選穴位	治療方法	治療頻率
氣海、關元、中極、腎俞、命門、血海、足三里、三陰交	採取閃火法將罐吸附在穴位上，留罐 5 ～ 10 分鐘	每日或隔日 1 次

國醫大師解析隨症加穴

多年不孕，精神抑鬱 ✚ 期門

　　肝氣鬱結，疏泄失常，血氣不和，衝任不能相資，以致不能攝精而多年不孕，精神抑鬱。期門穴能疏肝健脾、理氣活血，在此穴拔罐有助於調節氣血，使衝任調和，月事如時而下。

　　用拔罐器將氣罐吸附在期門穴上，留罐 5 ～ 10 分鐘。

胸脅脹痛 ✚ 太衝

　　肝鬱化火，爍津成痰，痰鬱互結，攜風陽之邪，竄擾經脈，可出現胸脅脹痛等症狀。在太衝穴進行拔罐，可疏肝理氣，通調三焦，養護肝臟健康，遠離疾病困擾。

　　用拔罐器將氣罐吸附在太衝穴上，留罐 5 ～ 10 分鐘。

白帶量多 ✚ 次髎

　　素體陰虛，感受濕熱之邪，傷及任帶，則白帶量多。次髎穴能調經止痛，透過調節衝任帶脈，使月經、帶下正常，主治月經不調、痛經、帶下、陽痿、早泄等男女科疾病。

　　用閃火法將罐吸附在次髎穴上，留罐 5 ～ 10 分鐘。

形體肥胖，納呆犯惡 ✚ 陰陵泉

　　痰濕內盛，阻塞氣機，衝任失司，軀脂滿溢，閉塞胞宮則不孕，形體肥胖，納呆犯惡。陰陵泉穴是足太陰脾經上的合穴，善於調節脾腎的功能，使氣血充足，經脈得養，而且還能清利濕熱、通經活絡。

　　用閃火法將罐吸附在陰陵泉穴上，留罐 5 ～ 10 分鐘。

更年期綜合徵

更年期是指女性從性成熟期逐漸進入老年期（一般為 45～55 歲），生殖功能由旺盛轉至完全停止的一個過渡時期。在此過渡時期中，女性所出現的一系列身體不適，如烘熱、出汗、心慌及失眠，統稱為更年期綜合徵。

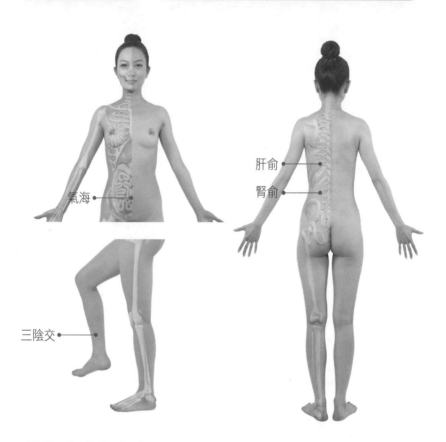

肝俞
腎俞
氣海
三陰交

選穴及治療方法

留罐法		
所選穴位	治療方法	治療頻率
肝俞、腎俞、氣海、三陰交	採取閃火法將罐吸附在穴位上，留罐 5～10 分鐘	每日或隔日 1 次

國醫大師解析隨症加穴

面色晦暗，形寒肢冷 ＋ 關元

人體的體溫，需要氣的溫煦作用來維持。氣的溫煦作用是由激發和推動各臟腑器官生理功能，促進機體的新陳代謝來實現的。氣虛，中氣不足則面色晦暗，形寒肢冷。關元穴具有培補元氣、理氣和血的功效，能助氣發揮其溫煦作用。

> 用閃火法將罐吸附在關元穴上，留罐 5 ～ 10 分鐘。

神疲乏力，面色蒼白 ＋ 脾俞

脾氣虛弱，脾失健運，則氣血化生無源，氣血不足則神疲乏力、面色蒼白。脾俞穴能健脾和胃，調理脾胃功能，促進營養物質消化吸收，氣血充足則面色如常，精力也如常。

> 用閃火法將罐吸附在脾俞穴上，留罐 5 ～ 10 分鐘。

失眠，五心煩熱 ＋ 照海

陰虛則陰液虧少，虛陽偏亢而生內熱，以致失眠、五心煩熱。照海穴能滋陰清熱、通調三焦，可促進女性內分泌和生殖系統功能的改善，有益於卵巢的保養。

> 用拔罐器將氣罐吸附在照海穴上，留罐 5 ～ 10 分鐘。

心煩易怒，烘熱汗出 ＋ 太衝

肝臟疏泄失常，常致心煩易怒、烘熱汗出等症。在太衝穴進行拔罐，可疏肝理氣，通調三焦，養護肝臟健康。

> 用拔罐器將氣罐吸附在太衝穴上，留罐 5 ～ 10 分鐘。

慢性腎炎

慢性腎炎是慢性腎小球腎炎的簡稱，表現為面部和下肢水腫，面色蒼白或萎黃，噁心，常感吃力、腰酸痛。本病的病因不明，起病前多有上呼吸道感染或其他部位感染，少數慢性腎炎可能是由急性鏈球菌感染後的腎炎演變而來。

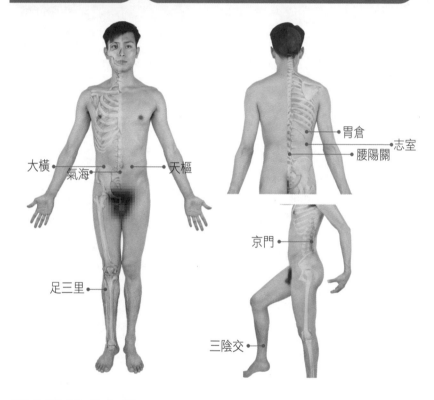

選穴及治療方法

留罐法、溫水罐法		
所選穴位	治療方法	治療頻率
京門、大橫、志室、胃倉、腰陽關	採取閃火法將罐吸附在穴位上，留罐 10～15 分鐘	每日或隔日 1 次
天樞、氣海、足三里、三陰交	先將玻璃罐灌入 1/3 的溫水，然後用投火法將罐吸拔於穴位上，留罐 5～10 分鐘	每日或隔日 1 次

國醫大師解析隨症加穴

血壓升高，身熱面紅 ➕ 曲池

體內有熱時，易出現血壓升高、身熱面紅等症狀。曲池穴有清熱解表、降血壓的功效，可在此穴拔罐以降溫、退熱，從而平緩降壓。

用閃火法將小號罐吸附在曲池穴上，留罐5～10分鐘。

腰膝酸軟 ➕ 腎俞

腎氣虛衰，氣血不能下達腰膝，濡養腰腿部經脈，而致腰膝酸軟。治當益腎助陽，透過在腎俞穴進行拔罐來調理腎氣，補腎培元。

用投火法將罐吸附在腎俞穴上，留罐5～10分鐘。

小便渾濁 ➕ 次髎

脾腎虛損，則脾運化水濕失常。腎主水功能失調，氣化失職，體內水液代謝障礙，出現小便渾濁等症狀。次髎穴能益氣壯陽、補益腎氣，腎精充足則氣化正常，則小便的生成和排泄也正常。

用閃火法將罐吸附在次髎穴上，留罐5～10分鐘。

尿量少，短赤灼熱 ➕ 陰陵泉

濕熱內蘊，困於脾腎，則脾運化水濕失常，腎主水功能失調，氣化失職，體內水液代謝障礙，出現尿量少、短赤灼熱的症狀。陰陵泉穴是足太陰脾經上的合穴，能清利濕熱、通經活絡，還善於調節脾腎的功能，使水液代謝正常。

用閃火法將罐吸附在陰陵泉穴上，留罐5～10分鐘。

膀胱炎

膀胱炎是一種常見的尿路感染性疾病，多由於細菌感染引起，過度勞累、受涼、長時間憋尿、性生活不潔也容易誘發此病。膀胱炎最典型的症狀是尿頻、尿急、尿痛，甚至有急迫性尿失禁，還可能會出現血尿和膿尿。

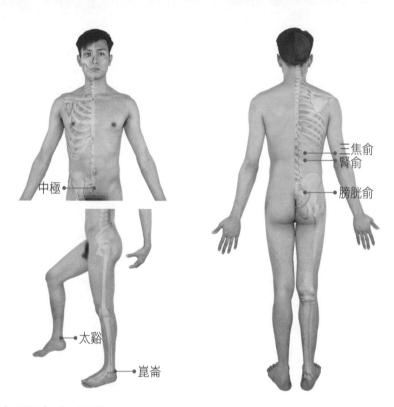

三焦俞
腎俞
膀胱俞
中極
太谿
崑崙

選穴及治療方法

留罐法		
所選穴位	治療方法	治療頻率
中極、腎俞、三焦俞、膀胱俞	採取閃火法將罐吸附在穴位上，留罐 10 ～ 15 分鐘	每日 1 次
崑崙、太谿	用拔罐器將罐吸附在穴位上，留罐 10 分鐘	每日 1 次

國醫大師解析隨症加穴

小腹墜脹 ＋ 氣海

中氣不足，中氣下陷，則小腹墜脹。氣海穴為先天元氣之海，有培補元氣之功，能調補中氣，改善氣虛氣陷之症。

用閃火法將罐吸附在氣海穴上，留罐5～10分鐘。

下腹脹滿、冷痛 ＋ 關元

關元穴自古就是養生要穴，它具有培補元氣、理氣和血等作用，用於治療元氣虛損病症、婦科病症和下焦病症等效果顯著。在此穴拔罐，有助於減輕下腹脹滿、冷痛症狀。

用閃火法將罐吸附在關元穴上，留罐5～10分鐘。

小便不通，腰骶疼痛 ＋ 次髎

脾腎虛損，則脾運化水濕失常，腎主水功能失調，氣化失職，體內水液代謝障礙，出現小便不通、腰骶疼痛等症狀。次髎穴能益氣壯陽、補益腎氣，腎精充足則氣化正常，則小便的生成和排泄也正常。

用閃火法將罐吸附在次髎穴上，留罐5～10分鐘。

尿赤灼痛 ＋ 陰陵泉

濕熱內蘊，困於脾腎，則脾運化水濕失常，腎主水功能失調，氣化失職，體內水液代謝障礙，出現尿赤灼痛的症狀。陰陵泉穴是足太陰脾經上的合穴，能清利濕熱、通經活絡，還善於調節脾腎的功能，使水液代謝正常。

用閃火法將罐吸附在陰陵泉穴上，留罐5～10分鐘。

尿道炎

尿道炎的主要症狀為尿頻、排尿灼痛和血尿。急性期男性可有尿道分泌物，開始為黏液性，後為膿性，恥骨上區和會陰部有鈍痛，可見尿道口發紅。轉為慢性時表現為尿道刺痛和排尿不適，尿道分泌物減少，呈稀薄漿液狀。

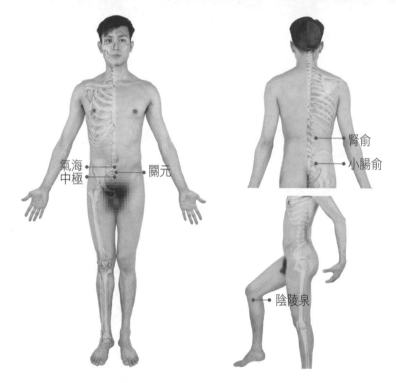

氣海
中極
關元
腎俞
小腸俞
陰陵泉

選穴及治療方法

留罐法、針罐法		
所選穴位	治療方法	治療頻率
氣海、陰陵泉	採取閃火法將罐吸附在穴位上，留罐 5～10 分鐘	每日 1 次
關元、中極、腎俞、小腸俞	將毫針快速刺入穴位皮下，待得氣後留針拔罐，用閃火法將罐吸拔在穴位上，留罐 5～10 分鐘後起罐取針	每日 1 次

國醫大師解析隨症加穴

（小便不利）＋（膀胱俞）

腎氣的固攝和氣化功能失常，則膀胱的氣化失司，開合失權，可出現小便不利等症狀。膀胱俞穴能清熱、利尿，主治泄瀉、便秘、遺精、遺尿等病症。

用閃火法將罐吸附在膀胱俞穴上，留罐5～10分鐘。

（尿赤渾濁）＋（次髎）

濕熱困於脾腎，則脾運化水濕失常，腎主水功能失調，氣化失職，體內水液代謝障礙，出現尿赤渾濁等症狀。次髎穴能益氣壯陽、補益腎氣，腎精充足則氣化正常，則小便的生成和排泄也正常。

用閃火法將罐吸附在次髎穴上，留罐5～10分鐘。

（尿中帶血）＋（血海）

肝鬱氣滯，氣滯血瘀，瘀滯膀胱，血行不暢，則尿中帶血。血海穴有健脾化濕、調經統血、行血活血的功效，可改善膀胱血液運行，使尿液排出順暢。

用閃火法將罐吸附在血海穴上，留罐5～10分鐘。

（陰部潮濕，分泌物臭穢）＋（三陰交）

濕熱內蘊，下注於陰部，則陰部潮濕、分泌物臭穢。三陰交穴有健脾利濕、補益肝腎的功效，能改善脾腎功能，使體內水液代謝正常，邪有出路。

用閃火法將罐吸附在三陰交穴上，留罐5～10分鐘。

前列腺炎

急性前列腺炎有發熱、畏寒、厭食、乏力等全身症狀，同時有尿急、尿頻、排尿困難、血尿及腰骶部、會陰部和恥骨上區疼痛等症狀。慢性前列腺炎患者排尿結束或晨起尿道口常有稀薄水樣物或乳白色分泌物溢出，前列腺腫大、壓痛。

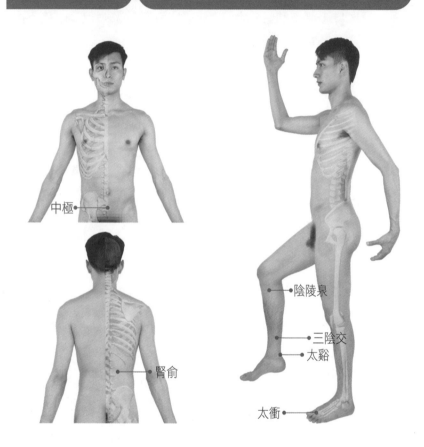

中極

腎俞

陰陵泉

三陰交

太谿

太衝

選穴及治療方法

留罐法		
所選穴位	治療方法	治療頻率
中極、腎俞、陰陵泉、三陰交、太谿、太衝	採取閃火法將罐吸附在穴位上，留罐5～10分鐘	每日1次

國醫大師解析隨症加穴

下腹墜脹 ⊕ 氣海

中氣不足，中氣下陷，則下腹墜脹。氣海穴為先天元氣之海，有培補元氣之功，能調補中氣，改善氣虛氣陷之症。

用閃火法將罐吸附在氣海穴上，留罐 5 ～ 10 分鐘。

遺精，陽痿 ⊕ 關元

關元穴自古就是養生要穴，它具有培補元氣、理氣和血等作用，用於治療元氣虛損病症、婦科病症和下焦病症等效果顯著。在此穴拔罐，有助於改善遺精、陽痿等病症。

用閃火法將罐吸附在關元穴上，留罐 5 ～ 10 分鐘。

腰骶冷痛，乏力 ⊕ 命門

命門之火為人身陽氣之根本，當命門火衰時，其對機體各臟腑組織的推動、溫煦作用會減弱，從而出現腰骶冷痛、乏力的症狀。在命門穴拔罐，可以培元固本、溫腎助陽，使命門之火旺盛，增強其對機體的溫煦作用。

用投火法將罐吸附在命門穴上，留罐 5 ～ 10 分鐘。

小便不暢，煩熱口渴 ⊕ 膀胱俞

膀胱濕熱內蘊，腎氣的固攝和氣化功能失常，則膀胱的氣化失司，開合失權，可出現小便不暢、煩熱口渴等症狀。膀胱俞穴能清熱、利尿，主治泄瀉、便秘、遺精、遺尿等病症。

用閃火法將罐吸附在膀胱俞穴上，留罐 5 ～ 10 分鐘。

早泄輕者為當陰莖插入陰道內不足 2 分鐘，雙方均沒有達到性滿足時即射出精液；重者則表現為男女身體剛剛接觸，陰莖還沒插入陰道，或剛進入或進入陰道僅抽送數次即射精，並伴有頭暈耳鳴、腰膝酸軟、失眠，或口苦脅痛、煩悶納呆等症狀。

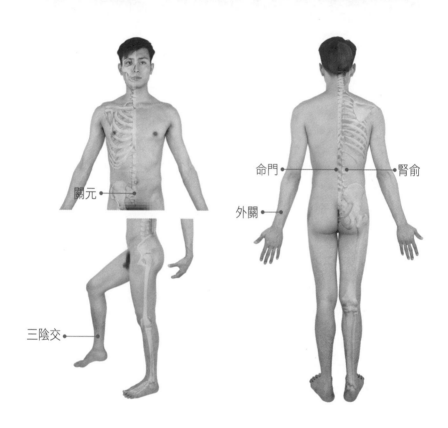

選穴及治療方法

留罐法		
所選穴位	治療方法	治療頻率
關元、外關、腎俞、命門、三陰交	採取閃火法將罐吸附在穴位上，留罐 5～10 分鐘	每日 1 次

國醫大師解析隨症加穴

頭暈，失眠 ➕ 內關

　　心氣不足，其行血之功能受到影響，則出現頭暈、失眠的症狀。內關穴能補益心氣、活血通絡，助心行血則氣血運行通暢，病痛減輕。

　　用拔罐器將氣罐吸附在內關穴上，留罐 5 ～ 10 分鐘。

神疲倦怠，納差 ➕ 脾俞

　　脾氣虛弱，脾失健運，可表現為納差；脾失健運，體內水濕運化受阻，則神疲倦怠。脾俞穴能健脾和胃利濕，調理脾胃功能，促進營養物質消化吸收和人體水液代謝，維持體內水液代謝的平衡。

　　用閃火法將罐吸附在脾俞穴上，留罐 5 ～ 10 分鐘。

腰膝酸軟 ➕ 志室

　　腎氣虛衰，氣血不能下達腰膝而濡養腰腿部經脈，致腰膝酸軟。治當益腎助陽，透過在志室穴進行拔罐來調理腎氣，補腎利濕、強健腰膝。

　　用投火法將罐吸附在志室穴上，留罐 5 ～ 10 分鐘。

陰囊潮濕，小便黃赤 ➕ 陰陵泉

　　濕熱內蘊，困於脾腎，則脾運化水濕失常，腎主水功能失調，氣化失職，體內水液代謝障礙，出現陰囊潮濕、小便黃赤的症狀。陰陵泉穴是足太陰脾經上的合穴，能清利濕熱、通經活絡，還善於調節脾腎的功能，使水液代謝正常。

　　用閃火法將罐吸附在陰陵泉穴上，留罐 5 ～ 10 分鐘。

陽痿

陽痿是指性交時陰莖不能勃起或舉而不堅，不能進行性交的一種性功能障礙。多數陽痿為神經系統功能失常引起，稱為功能性陽痿。因腫瘤、損傷、炎症、生殖器發育不全或損傷、疾病等引起的陽痿，被稱為器質性陽痿。

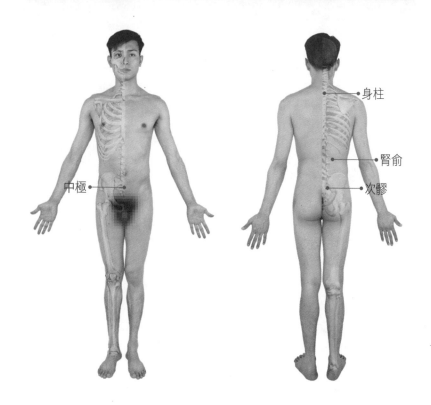

身柱

腎俞

次髎

中極

選穴及治療方法

針罐法		
所選穴位	治療方法	治療頻率
腎俞、次髎、身柱、中極	對所選穴位進行常規消毒後，將毫針快速刺入穴位皮下，待得氣後留針拔罐。用閃火法將罐吸拔在穴位上，留罐 5～10 分鐘後起罐取針	每日 1 次

國醫大師解析隨症加穴

失眠多夢 ➕ 心俞

心氣不足，則無力推動血液循環，易致失眠多夢等症。可選用具有調補心氣、益氣養血作用的心俞穴進行拔罐，以改善心臟血液循環，使心臟氣血運行通暢。

用閃火法將罐吸附在心俞穴上，留罐 5 ～ 10 分鐘。

時有滑精，面色蒼白 ➕ 命門

精氣虧虛，命門火衰，導致宗筋失養而弛縱，發為陽痿，時有滑精，面色蒼白。在命門穴拔罐，可以培元固本、溫腎助陽，使命門之火旺盛，增強其對機體的溫煦作用。

用投火法將罐吸附在命門穴上，留罐 5 ～ 10 分鐘。

腰膝酸軟 ➕ 志室

腎氣虛衰，氣血不能下達腰膝而濡養腰腿部經脈，致腰膝酸軟。治當益腎助陽，透過在志室穴進行拔罐來調理腎氣，補腎利濕、強健腰膝。

用投火法將罐吸附在志室穴上，留罐 5 ～ 10 分鐘。

陰囊潮濕，小便黃赤 ➕ 陰陵泉

濕熱內蘊，困於脾腎，則脾運化水濕失常，腎主水功能失調，氣化失職，體內水液代謝障礙，出現陰囊潮濕、小便黃赤的症狀。陰陵泉穴是足太陰脾經上的合穴，能清利濕熱、通經活絡，還善於調節脾腎的功能，使水液代謝正常。

用閃火法將罐吸附在陰陵泉穴上，留罐 5 ～ 10 分鐘。

遺精

遺精是指不因性交而精液自行外泄的一種性功能障礙性疾病。有夢而遺精者稱為「夢遺」；無夢而遺精者，甚至清醒的時候精液自行流出者稱為「滑精」。勞心太過，鬱怒傷肝，咨情縱慾，嗜食醇酒厚味，均可影響腎的封藏而遺精。

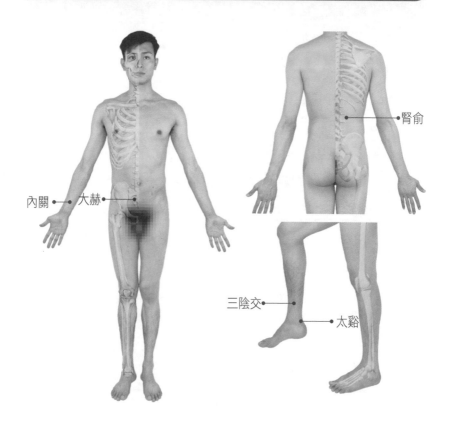

內關　大赫

腎俞

三陰交

太谿

選穴及治療方法

留罐法		
所選穴位	治療方法	治療頻率
大赫、腎俞、內關、三陰交、太谿	採取閃火法將罐吸附在穴位上，留罐 5 ～ 10 分鐘	每日 1 次

國醫大師解析隨症加穴

少氣 ➕ 肺俞

　　肺主一身之氣，有主持、調節全身各臟腑之氣的作用，肺透過呼吸而參與氣的生成和調節氣機的作用。肺氣不足，或病邪犯肺，則會影響呼吸功能，出現少氣等症狀。肺俞穴能調補肺氣，助肺發揮其主司呼吸之功能。

　　用閃火法將罐吸附在肺俞穴上，留罐 5 ～ 10 分鐘。

遺精頻作，尿赤渾濁 ➕ 次髎

　　腎氣虛或腎陽虛，則下元虛憊，精關不固，致遺精頻作；腎虛則腎主水功能失調，氣化失職，體內水液代謝障礙，出現尿赤渾濁等症狀。次髎穴能益氣壯陽、補益腎氣，腎精充足則氣化正常，小便的生成和排泄也正常。

　　用閃火法將罐吸附在次髎穴上，留罐 5 ～ 10 分鐘。

自汗 ➕ 足三里

　　氣虛，氣的固攝作用減退，必將導致機體陰陽、氣血、津液耗散，則精滑不禁，自汗出。足三里穴是所有穴位中最具養生保健價值的穴位之一，能扶正培元、升降氣機，增強氣的固攝作用。

　　用閃火法將小號罐吸附在足三里穴上，留罐 5 ～ 10 分鐘。

頭暈目眩，耳鳴健忘 ➕ 太谿

　　腎陰虧虛，則陰虛而火旺，相火偏盛，擾動精室，精液自出，發為遺精、頭暈目眩、耳鳴健忘。太谿穴有滋陰益腎、壯陽強腰的功效，善於治療腎臟疾病，以及五官等方面的病症。

　　用拔罐器將氣罐吸附在太谿穴上，留罐 5 ～ 10 分鐘。

附 錄

人體經絡穴位總圖

正面

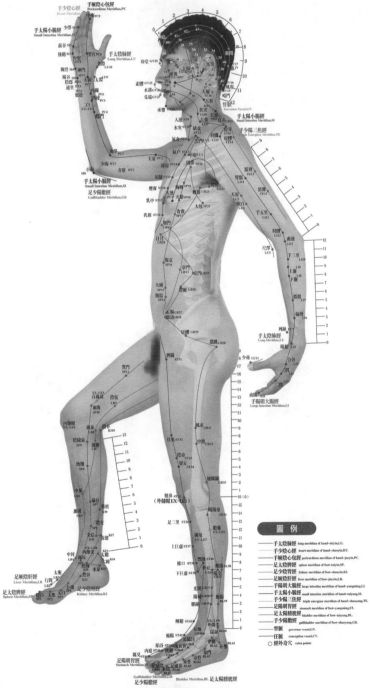

側　面

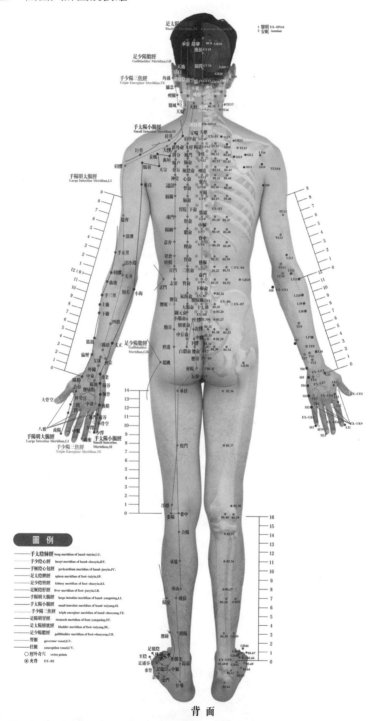

背面

歡迎至本公司購買書籍

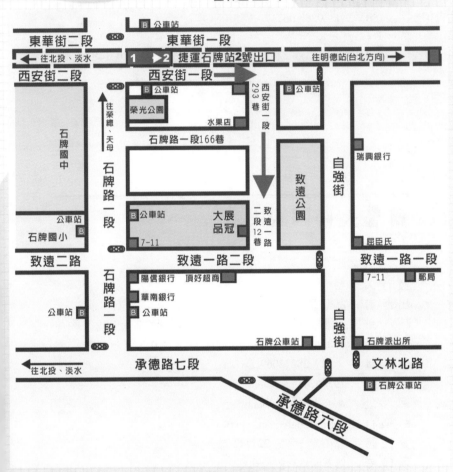

建議路線

1. 搭乘捷運‧公車

　　淡水線石牌站下車，由石牌捷運站2號出口出站(出站後靠右邊)，沿著捷運高架往台北方向走(往明德站方向)，其街名為西安街，約走100公尺(勿超過紅綠燈)，由西安街一段293巷進來(巷口有一公車站牌，站名為自強街口)，本公司位於致遠公園對面。搭公車者請於石牌站(石牌派出所)下車，走進自強街，遇致遠路口左轉，右手邊第一條巷子即為本社位置。

2. 自行開車或騎車

　　由承德路接石牌路，看到陽信銀行右轉，此條即為致遠一路二段，在遇到自強街(紅綠燈)前的巷子(致遠公園)左轉，即可看到本公司招牌。

國家圖書館出版品預行編目資料

國醫大師圖說拔罐／李業甫　主編　　——初版
　　——臺北市，品冠文化出版社，2021〔民110 . 10〕
　　面；21 公分——（健康絕招；6）
　　ISBN 978－986－06717－3－5（平裝）
　　1. 拔罐
413.916　　　　　　　　　　　　　　110013065

國醫大師圖說拔罐

主　　編／李　業　甫

責任編輯／王　　宜

發 行 人／蔡　孟　甫

出 版 者／品冠文化出版社

社　　址／台北市北投區（石牌）致遠一路 2 段 12 巷 1 號

電　　話／（02）28233123‧28236031‧28236033

傳　　真／（02）28272069

郵政劃撥／19346241

網　　址／www.dah-jaan.com.tw

E-mail／service@dah-jaan.com.tw

登 記 證／北市建一字第 227242 號

承 印 者／傳興印刷有限公司

裝　　訂／佳昇興業有限公司

排 版 者／弘益企業行

授 權 者／安徽科學技術出版社

初版1刷／2021 年（民110）10 月

定　價／330 元

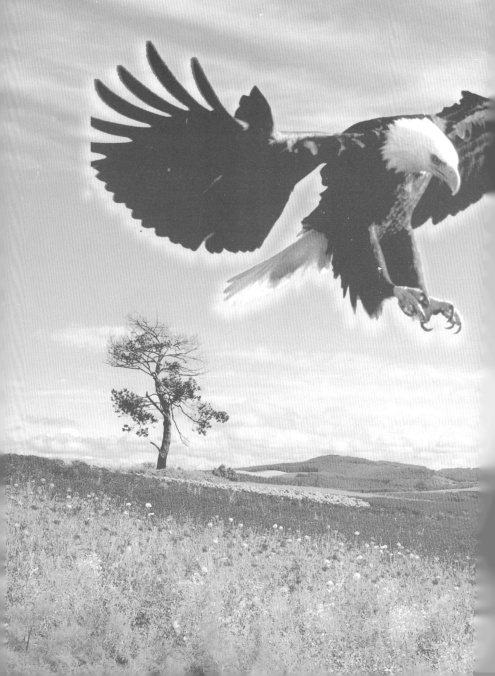

大展好書　好書大展
品嘗好書　冠群可期

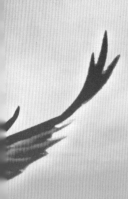

大展好書　好書大展

品嘗好書　冠群可期